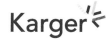

世图医学

简明肿瘤免疫学
FAST FACTS IMMUNO-ONCOLOGY

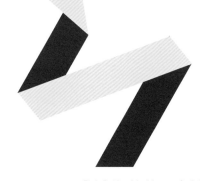

[澳] 斯蒂芬·克拉克　　[美] 鲍勃·T.李　　著
Stephen Clarke　　　　Bob T. Li

王红霞　任　贺　**主译**　董　晨　**主审**

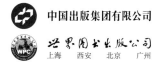

中国出版集团有限公司

世界图书出版公司
上海　西安　北京　广州

图书在版编目(CIP)数据

简明肿瘤免疫学 /(澳)斯蒂芬·克拉克,(美)鲍勃·T.李著;王红霞,任贺译. — 上海：上海世界图书出版公司,2024.7
ISBN 978−7−5192−9786−2

Ⅰ.①简… Ⅱ.①斯… ②鲍… ③王… ④任… Ⅲ.①肿瘤免疫疗法 Ⅳ.①R730.51

中国国家版本馆CIP数据核字（2024）第092351号

Fast Facts: Immuno-Oncology
By: Stephen Clarke, Bob T. Li
DOI: https://doi.org/10.1159/isbn.978-3-318-06822-1
ISBN (print): 978-3-318-06821-4

主译简介

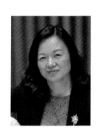

王红霞

教授，主任医师，博士生导师

国家杰出青年基金获得者，国家重点研发计划首席。复旦大学附属肿瘤医院大内科主任，Ⅰ期临床研究病房主任，细胞与基因治疗中心主任，长期致力于乳腺癌与多种复发转移性肿瘤的精准诊治及转化研究。

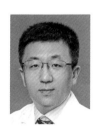

任 贺

二级教授，主任医师，博士生导师

国家杰出青年科学基金获得者，国家科技部及基金委项目评审二审专家。青岛大学医学部副部长（主持工作），青岛大学医疗集团副院长，临床试验（GCP）中心主任，消化肿瘤诊治中心主任。主要从事胰腺癌的诊治及科学研究。

译者名单

主　审

董　晨　上海市免疫治疗创新研究院

主　译

王红霞　复旦大学附属肿瘤医院

任　贺　青岛大学医学部

副主译

陈健华　复旦大学附属肿瘤医院

唐　雷　上海交通大学医学院附属苏州九龙医院

译　者（按拼音首字母排序）

陈　雪　上海交通大学医学院附属第一人民医院

方　琳　青岛大学附属医院

匡牧宇　复旦大学附属肿瘤医院

雷　珂　青岛大学医学部

任科雨　青岛大学附属医院

邵　菲　上海交通大学医学院附属第一人民医院

王　佳　青岛大学医学部

王振宇　上海交通大学医学院附属第一人民医院

肖若曦　青岛大学医学部

于　茜　青岛大学附属医院

译者序

以免疫检查点抑制剂为代表的肿瘤免疫治疗的发展极大地改变了传统肿瘤治疗"三板斧"——手术、化疗、放疗的模式，为实现肿瘤治愈和长期生存带来了曙光。抗 PD-1、PD-L1、CTLA-4 等免疫检查点抑制剂获批多个瘤种的标准治疗，尤其是 TIL（肿瘤浸润淋巴细胞）疗法获批临床应用将肿瘤免疫治疗推向了一个新的高度。然而，肿瘤免疫治疗仍存在着重大的挑战，尚有许多未知的领域有待探索，这使得肿瘤免疫学成为肿瘤治疗专业人员理解和指导合理肿瘤免疫治疗的实践中不可或缺的重要组成部分。

《简明肿瘤免疫学》一书简明扼要地阐述免疫系统的基础知识，有助于快速了解免疫系统的工作机制；聚焦癌症如何逃逸免疫系统、癌症免疫疗法的作用机制，从肿瘤免疫微环境的角度探讨肿瘤免疫治疗；从免疫检查点抑制剂的临床应用部分直接切入临床实践，介绍目前的治疗进展及不良反应的处理；提出了肿瘤免疫治疗未来的发展方向及展望。因此，本书对从事肿瘤治疗各专业的临床医生具有重要的指导作用和借鉴意义。

在此，感谢各位译者的积极参与，使得中文版顺利出版。

王红霞　任　贺

2024 年 3 月 12 日

作者简介

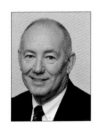

斯蒂芬·克拉克 博士

澳大利亚勋章获得者

皇家澳大利亚内科医师学会院士

澳大利亚临床和实验医学学会院士

悉尼大学医学教授

科林医学研究所

澳大利亚新南威尔士州皇家北岸医院

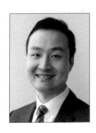

鲍勃·T. 李 博士

皇家澳大利亚内科医师学会院士

肿瘤科主治医师

胸部肿瘤学和早期药物开发专家

美国纽约纪念斯隆·凯特琳癌症中心

前言

肿瘤免疫学让肿瘤的治疗迈上了一个新的台阶。一些无法治愈的晚期癌症患者通过接受这种调控免疫系统的治疗，长期获益，并显著延长生存期。免疫疗法相关药物已在加速审批，被纳入多种肿瘤治疗的标准方案中。2018 年诺贝尔生理学或医学奖授予了 James Allison 和 Tasuku Honjo，以表彰他们通过抑制负性免疫调节创立了癌症治疗新方法。尽管肿瘤免疫学的研究仍然存在重大挑战，并且还有很多未知领域有待探索，但肿瘤免疫学已成为肿瘤治疗不可或缺的一部分。

目前，大多数肿瘤学专业人士需要更好地了解肿瘤免疫学，以便在临床上更加得心应手。这需要读者大量学习免疫学基础知识、癌症免疫编辑和许多不同的癌症免疫疗法，包括免疫检查点抑制剂等，这对掌握该领域未来的发展方向尤为重要。然而，在有限的时间内我们很难从海量的信息中获取关键知识。

这本第 2 版《简明肿瘤免疫学》一书可为肿瘤专科医生、肿瘤卫生专业人员、医学生、肿瘤研究人员、健康领域记者以及医疗从业人员等提供肿瘤免疫学相关的重要内容。本书进行了特殊排版，便于读者在学习和工作中更好地理解肿瘤免疫学。

词汇表

远隔效应（abscopal response）：在肿瘤放疗中，对某个特定肿瘤部位进行局部照射，能够引发非照射野的肿瘤体积明显缩小甚至消失的现象。

过继细胞转移（adoptive cell transfer, ACT）：一种基于细胞的肿瘤免疫疗法，即采集患者体内循环淋巴细胞或肿瘤浸润淋巴细胞，以肿瘤特异性新抗原为靶点在体外进行修饰，并回输至患者体内。

适应性（获得性）免疫［adaptive (acquired) immunity］：暴露于外源物质（抗原）后产生抗体所获得的免疫力。

抗体依赖性细胞介导的细胞毒性（antibody-dependent cell-mediated cytotoxicity, ADCC）：一种细胞介导的免疫机制，靶细胞表面抗原和特异性抗体结合后，引发免疫系统的效应细胞裂解靶细胞。

免疫增强佐剂（adjuvant）：可增强机体对抗原免疫反应的化合物。

ALK（anaplastic lymphoma kinase）：间变性淋巴瘤激酶。

免疫失能（anergy）：暴露于自身抗原后诱导的成熟淋巴细胞的非活性状态。

抗原（antigen）：能够通过与抗体结合来触发免疫反应的物质。

APC（antigen-presenting cell）：抗原呈递细胞。

凋亡（apoptosis）：程序性细胞死亡。

卡介苗（Bacillus Calmette-Guérin, BCG）：预防结核的减毒特异性活疫苗，也是一种疫苗生产中用来激活免疫反应的免疫增强剂。

BCR（B-cell receptor）：B细胞受体。

双特异性T细胞嵌合蛋白（bispecific T-cell engager）：一种由来自不同单克隆抗体的两个单链可变区片段组成的嵌合蛋白，一个片段的靶点为肿瘤相关抗原，另一个片段的靶点为T细胞表面抗原。

CAR-T（chimeric antigen receptor-expressing T cell）：嵌合抗原受体表达T细胞，一种经过基因修饰可表达跨膜蛋白的淋巴细胞，该跨膜蛋白包含识别肿瘤相关抗原结合域的抗体，及一个或多个免疫刺激结构域。

CCL22（C-C motif chemokine 22）：CC基序趋化因子22，一种促进调节性T细胞向肿瘤部位转运的趋化因子。

CD22：一种可降低B细胞受体活化水平的非特异性受体抑制剂。

CEACAM1（carcinoembryonic antigen-related cell adhesion molecule 1）：癌胚抗原相关细胞黏附分子1，一种由自然杀伤细胞和T细胞表达的

黏附分子，并在大多数黑色素瘤中过度表达。

细胞（细胞介导）免疫 [cellular (cell-mediated) immunity]: 由 T 细胞介导的获得性免疫应答。

趋化因子（chemokine）: 一种可促进炎症细胞或免疫细胞募集至损伤或感染部位的细胞因子。

补体（complement）: 一组可促进或"补充"抗体消除病原体的血浆蛋白。

CRS（cytokine release syndrome）: 细胞因子释放综合征。

CTLA-4（cytotoxic T-lymphocyte-associated protein 4）: 细胞毒性 T 细胞相关蛋白 4，一种通过与抗原呈递细胞上的 CD80（B7-1）结合使细胞毒性 CD8$^+$ T 细胞失活的关键调控蛋白。

细胞因子（cytokine）: 炎症细胞在感染或损伤部位产生的化学介质，可进一步募集炎症细胞。

细胞毒性（CD8$^+$）T 细胞 [cytotoxic (CD8$^+$) T cells]: 也称为杀伤性 T 细胞，一类诱导受损细胞死亡的 T 细胞，例如因感染病毒或其他病原体而受损的细胞。

DAMP（damage-associated molecular pattern）: 损伤相关分子模式，一种对受损组织反应产生的分子，可被免疫细胞表达模式识别受体识别。

DLBCL（diffuse large B-cell lymphoma）: 弥漫性大 B 细胞淋巴瘤。

dMMR（deficient mismatch repair）: 错配修复缺陷，DNA 修复中错配修复功能丧失。

EGFR（epidermal growth factor receptor）: 表皮生长因子受体。

EMA（European Medicines Agency）: 欧洲药品管理局。

表位扩散（epitope spreading）: 针对特定抗原的免疫疗法，一种可作用于多种抗原的获得性能力。

FasL（fas ligand）: Fas 配体。

FDA（US Food and Drug Administration）: 通常指美国的食品药物管理局。

GITR（glucocorticoid-induced tumor necrosis factor receptor）: 糖皮质激素诱导的肿瘤坏死因子受体。

GM-CSF（granulocyte macrophage colony-stimulating factor）: 粒细胞-巨噬细胞集落刺激因子。

HER 2（human epidermal growth factor receptor 2）: 人表皮生长因子受体 2。

HMGB1（high mobility group box 1）: 高迁移率族蛋白 B1，免疫原性细胞死亡后释放的一种损伤相关分子模式。

HPV（human papillomavirus）: 人乳头瘤病毒。

HR（hazard ratio）: 风险比。

体液免疫（humoral immunity）: 由 B 细胞介导的获得性免疫反应。

ICD（immunogenic cell death）: 免疫原性细胞死亡，由某些形式的化疗和放疗所引发的一种细胞凋亡方式。

IDO（indoleamine 2, 3-dioxygenase）: 吲哚胺 2,3-双加氧酶，一种消耗存在于细胞内的 T 细胞增殖所必须的色氨酸的酶。

IFN（interferon）：干扰素。

Ig（immunoglobulin）：免疫球蛋白。

IL（interleukin）：白细胞介素。

免疫检查点（Immune checkpoint）：依赖于受体-配体结合，激活后可下调机体免疫反应，以防止自身免疫反应和（或）在免疫反应过程中最大限度地减少对健康组织的损害。

免疫耐受（immune tolerance）：免疫系统对通常会引起免疫反应的刺激不应答的状态。

免疫原性（immunogenicity）：触发免疫反应（例如癌细胞）的能力。

先天性免疫（innate immunity）：与生俱来的免疫力。

IO（immuno-oncology）：肿瘤免疫学。

irRC（immune-related response criteria）：免疫相关反应标准。

JAK（Janus kinase）：Janus 激酶。

JAK/STAT：JAK/ 信号转导因子和转录激活因子信号途径。

LPS（lipopolysaccharide）：脂多糖，一种在疫苗生产中用于刺激免疫反应的免疫增强剂。

mAb（monoclonal antibody）：单克隆抗体。

MDSC（myeloid-derived suppressor cell）：髓来源抑制细胞，是一种髓系祖细胞来源的免疫细胞，可抑制免疫反应，产生细胞因子，促进肿瘤侵袭和转移，如白细胞介素-6，并抑制 T 细胞活化。

MHC（major histocompatibility complex）：主要组织相容性复合体，可与抗原结合，并将其暴露于抗原呈递细胞的细胞表面蛋白，从而促进适应性免疫反应。

MSI-H（high microsatellite instability）：高微卫星不稳定性，由受损的 DNA 错配修复所导致的基因超突变性。

初始 T 细胞（Naive T cell）：在胸腺中发育成熟并释放到外周，且尚未受到特异性抗原刺激的成熟 T 细胞。

NCCN（National Comprehensive Cancer Network）：美国国家综合癌症网络。

NK 细胞（natural kill cell）：自然杀伤细胞，一种参与先天性免疫反应的淋巴细胞。

NLR（nucleotide-binding oligomerization domain-like receptor）：核苷酸结合寡聚化结构域样受体，在先天性免疫反应中起关键作用的一组模式识别受体。

NOD（nucleotide-binding oligomerization domain）：核苷酸结合寡聚化结构域。

NSCLC（non-small-cell lung cancer）：非小细胞肺癌。

nT_{reg} 细胞（natural regulatory T cell）：自然调节性 T 细胞。

调理作用（opsonization）：通过补体系统的酶标记病原体或其他外来物质，促进参与先天性免疫细胞的吞噬作用。

OS（overall survival）：总生存期。

OX40（tumor necrosis factor receptor superfamily member 4）：肿瘤坏死因子受体超家族成员 4。

PAMP（pathogen-associated molecular pattern）：病原体相关分子模式，即病原体分泌的可被免疫细胞表达模式识别受体识别的分子，例如，细菌脂多糖。

PARP［poly (ADP-ribose) polymerase］：多聚腺苷二磷酸核糖聚合酶。

PD-1（programmed cell death 1）：程序性细胞死亡受体 1，是使肿瘤细胞逃避免疫系统监视和清除的免疫检查点。

PD-L1（programmed cell death 1 receptor ligand）：程序性细胞死亡受体-1 配体。

周细胞（pericyte）：一种与平滑肌细胞相关的特定间充质细胞类型，可支撑肿瘤内皮细胞。

PFS（progression-free survival）：无进展生存期。

吞噬作用（phagocytosis）：巨噬细胞、单核细胞和中性粒细胞等细胞吞噬病原体或其他外来异物的作用。

PRR（pattern recognition receptor）：模式识别受体，存在于炎症细胞（如巨噬细胞）表面蛋白，可识别外来蛋白质（统称为病原体相关分子模式）。

假性进展（pseudoprogression）：免疫治疗开始后，重新激活的 T 细胞浸润到肿瘤中引起炎症反应，导致肿瘤明显增大的现象。

RECIST（response evaluation criteria in solid tumors）：实体瘤临床疗效评价标准。

SCLC（small-cell lung cancer）：小细胞肺癌。

T 细胞（T cell）：在免疫反应中发挥一系列关键作用的一类淋巴细胞。

TAA（tumor-associated antigen）：肿瘤相关抗原。

TCR（T-cell receptor）：T 细胞受体。

T_{eff} cell（effector T cell）：效应 T 细胞。

TGF-β（transforming growth factor-β）：转化生长因子-β，在诱导调节性 T 细胞分化中发挥重要作用的细胞因子。

T_h cell（helper T cell）：辅助性 T 细胞。

TIGIT（T cell immunoreceptor with immunoglobulin and immunoreceptor tyrosine-based inhibitory domains）：含有免疫球蛋白和基于酪氨酸的免疫受体抑制结构域的 T 细胞免疫受体，存在于某些 T 细胞和自然杀伤细胞上的免疫受体。

TIL（tumor-infiltrating lymphocyte）：肿瘤浸润淋巴细胞。

TLR（Toll-like receptor）：Toll 样受体。

TMB（tumor mutational burden）：肿瘤突变负荷，指肿瘤中体细胞编码突变的总数。

TNBC（triple-negative breast cancer）：三阴性乳腺癌。

TNF（tumor necrosis factor）：肿瘤坏死因子。

Toll 样受体配体（Toll-like receptor ligands）：在先天性免疫系统的抗原识别过程中发挥重要作用的一组蛋白。

T_{reg} cell（regulatory T cell）：调节性 T 细胞。

目录

1 免疫系统的组成

免疫系统能够保护宿主免受细菌、病毒和真菌等感染的侵害，并且能够识别和清除潜在的有害外来物质。免疫系统通常会将肿瘤细胞识别为异常细胞，但癌症的一个重要特征是肿瘤细胞有免疫逃逸的能力[1]。肿瘤免疫学（immuno-oncology, IO）是一门新兴的涉及多个方面且发展迅速的多学科集合，旨在通过调控免疫过程来靶向杀伤肿瘤细胞，延长患者生存期[2]。了解正常免疫系统和被肿瘤改变的免疫系统的基本要素是理解免疫疗法的关键。

免疫系统由三个部分组成：物理屏障、先天性免疫和适应性免疫。

- 皮肤和黏膜等物理屏障可以阻止感染性病原体进入体内。
- 先天性免疫系统是对穿过物理屏障的病原体的下一级防御，并激活适应性免疫系统。
- 适应性（获得性）免疫主要由 B 细胞和 T 细胞介导。

一般地说，先天性免疫对体外病原体及体内危险信号提供广泛而快速的初始反应，而适应性免疫反应是特异性的，且需要更长的时间才能发挥作用（图 1.1）。

先天性免疫

多种细胞参与先天性免疫。位于组织内的巨噬细胞和肥大细胞发现病原体后，可产生可溶性物质，如细胞因子、趋化因子和血管

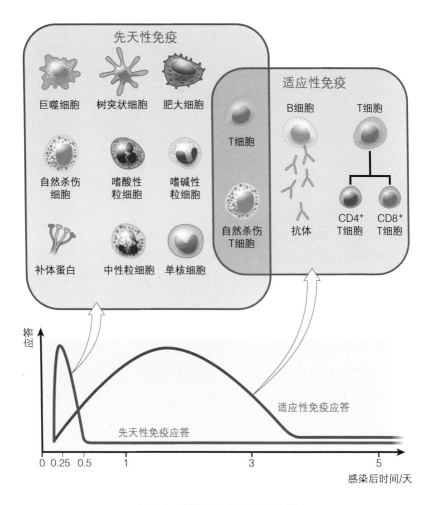

先天性免疫

巨噬细胞　　树突状细胞　　肥大细胞

自然杀伤　　嗜酸性　　嗜碱性
细胞　　　　粒细胞　　粒细胞

补体蛋白　　中性粒细胞　　单核细胞

T细胞

自然杀伤
T细胞

适应性免疫

B细胞　　　　T细胞

抗体　　CD4+　　CD8+
　　　　T细胞　　T细胞

应答

适应性免疫应答

先天性免疫应答

0　0.25　0.5　　1　　　　　　3　　　　　5

感染后时间/天

图 1.1　机体感染后的免疫应答
机体暴露于新的病原体后最初关键的数小时内的初始防御是非特
异性先天性免疫反应。病原体被多种免疫细胞识别。对特定抗原
具有特异性的适应性（获得性）免疫反应在随后数天内产生。

活性胺，促使免疫细胞向该区域移动。

中性粒细胞、嗜碱性粒细胞和嗜酸性粒细胞统称为粒细胞，存在于血液中。一旦接收到信号，它们会渗入周围组织。

先天性免疫主要由病原体或其他外来物质引发。中性粒细胞、巨噬细胞和单核细胞是特别重要的吞噬细胞。此外，还有其他细胞类型也参与其中，如自然杀伤细胞（natural kill cell, NK 细胞）。

一旦发现病原体，吞噬细胞就会吞噬它。然后，外源物质被细胞器酶和酸消化。

补体

补体系统促进吞噬作用（图 1.2），产生血浆蛋白级联反应：
- 在病原体的质膜上形成小孔，导致细胞裂解。
- 通过涂覆细胞表面来标记病原体以将其破坏（调理作用）。
- 招募炎症细胞至感染或损伤部位。
- 清除抗原-抗体复合物。

激活的吞噬细胞分泌炎性蛋白，包括细胞因子和白细胞介素，使炎症细胞进一步募集到感染部位和细胞损伤部位。

炎症

炎症是机体对感染或外伤引起的组织损伤的主要免疫反应。急性炎症是由巨噬细胞和树突状细胞等组织驻留细胞触发的，这些细胞表面有模式识别受体（pattern recognition receptor, PRR）。它们识别并与病原体细胞的病原体相关分子模式（pathogen-associated molecular pattern, PAMP）结合，激活免疫细胞，释放炎症介质，如组胺、激肽和前列腺素，进一步将中性粒细胞和其他吞噬细胞募集到受损组织。中性粒细胞释放细胞因子，进一步募集更多免疫细胞。免疫细胞释放细胞因子导致的炎症特征性症状包括：

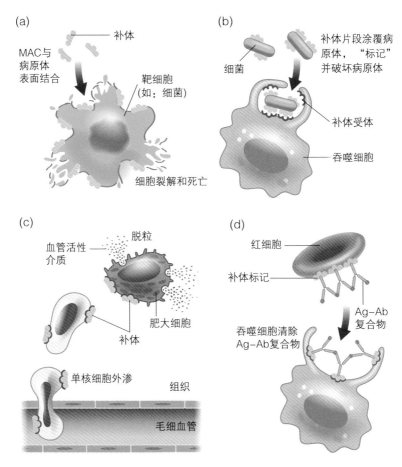

图 1.2 **活化的补体系统在先天性免疫应答中的作用**

（a）补体活化形成的膜攻击复合体（membrane attack complex, MAC）与病原体表面结合，破坏其细胞膜，导致细胞裂解和死亡。（b）蛋白水解补体片段 C3b（或 C4b 和 iC3b）覆在病原体表面，"标记"病原体，有相应补体受体的吞噬细胞会将其破坏。（c）补体片段 C5a、C4a 和 C3a 诱导急性炎症，例如通过与肥大细胞结合诱导脱颗粒，同时释放血管活性介质，如组胺。（d）在脾脏和肝脏中，由于补体对红细胞表面抗原-抗体（antigen-antibody, Ag-Ab）复合物上做了"标记"，所以吞噬细胞按"标记"清除这些免疫复合物。

- 由于局部血管扩张而发红。
- 发热（损伤部位局部或系统性发热）。
- 受累组织肿胀。
- 疼痛。

重要的是，炎症几乎是所有肿瘤病变的特征之一，是癌症的标志之一[1]。在某种程度上反映了免疫系统会试图清除癌变组织，但目前研究发现炎症本身还可以通过多种机制促进肿瘤生长，包括：

- 产生生长因子、促血管生成因子和其他能够促进肿瘤生长的物质。
- 激活肿瘤细胞生长模式导致肿瘤恶性程度增加。
- 产生活性氧和其他潜在诱变剂[1]。

适应性（获得性）免疫

适应性免疫反应主要由淋巴细胞介导。细胞（或细胞介导的）免疫由 T 细胞介导，体液免疫由 B 细胞介导。体液免疫作用于循环系统中或细胞外的抗原。

在这两种情况下，免疫细胞暴露于如蛋白质、多糖、脂质或核酸等抗原后被激活，引起高度特异性的免疫反应。B 细胞和 T 细胞通过细胞表面的受体与抗原相互作用。

B 细胞

产生于骨髓中。在 B 细胞分化早期发生基因重排，使不同的 B 细胞产生一系列表面免疫球蛋白。

B 细胞受体（B-cell receptor, BCR）是一种跨膜免疫球蛋白，可以识别游离抗原。一旦与抗原结合，B 细胞就会被激活，通过克隆性增殖（重复分裂）产生抗原特异性 B 细胞亚群。其中大多数存活时间短，并产生抗体（浆细胞）。浆细胞产生的抗体与抗原结合，使抗原更容易被吞噬，触发补体系统。这种反应是多克隆的，尽管抗体识别相同的抗原，但不同 B 细胞携带的受体具有多样性（见第 10 页），这意味着它们产生的抗体将识别不同的表位（抗原特异性部位）。一旦抗原被清除，浆细胞就会通过程序性细胞死亡（凋亡）被消除。然而，大约 10% 的活化的 B 细胞会分化成长久存在的抗原特异性记忆 B 细胞（图 1.3）；当机体再次暴露于同一抗原时，它可以迅速引起免疫反应。与多克隆抗体反应相比，单克隆抗体（monoclonal antibody, mAb）是由一个 B 细胞克隆产生的，且只能识别一个抗原表位。

B 细胞的完全激活和分化需要额外的共刺激信号，这种信号来自辅助性 T 细胞（helper T cell，T_h 细胞，见第 9 页） 或不依赖 T 细胞的机制，如 Toll 样受体配体（Toll-like receptor ligands，一组在先天性免疫系统识别抗原中发挥重要作用的蛋白质）。

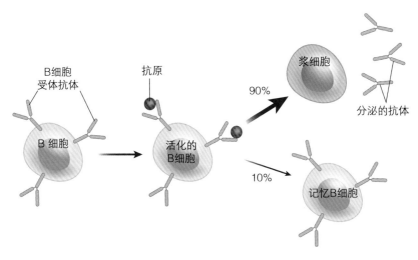

图 1.3　B 细胞的激活和分化

抗原与 B 细胞受体的结合激活了 B 细胞。大多数 B 细胞随后分化为短暂存活的能分泌特异性抗体的细胞（浆细胞）。大约 10% 分化为长久存在的抗原特异性记忆 B 细胞。

T 细胞

前体 T 细胞由骨髓中干细胞发育而来，经血液循环进入胸腺。在胸腺内分化为多种具有免疫功能的、可根据表面表型分类的众多免疫活性 T 细胞亚群。在胸腺皮质中，T 细胞受体（T-cell receptor, TCR）发生基因重排，胸腺上皮细胞阳性选择识别人体主要组织相容性复合体（major histocompatibility complex, MHC）的 T 细胞，因此，仅有那些经过细胞处理、由 MHC 递呈的抗原才能被 T 细胞识别，这种机制可避免发生自身免疫性反应。与 B 细胞不同，T 细胞不存在可直接与游离抗原结合的细胞表面受体。

CD8⁺ T 细胞　也被称为细胞毒性或杀伤性 T 细胞，表达 CD8 共受体，能特异性地识别 Ⅰ 类 MHC（方框 1.1；图 1.4）。它们在防御细胞内病原体和肿瘤监视方面有重要作用。当一个 CD8⁺ T 细胞识别到特异性抗原（与 TCR 密切相关的 CD3 分子）而被激活时，会产生信号，导致细胞克隆增殖，产生效应 T 细胞（effector T cell, T_{eff} 细胞）。

T_{eff} 细胞可通过 3 种机制杀伤被感染的细胞或恶变细胞：

方框 1.1

MHC 类分子

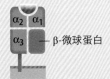

MHC Ⅰ类分子分布在所有有核细胞表面

α₂　α₁
α₃　— β-微球蛋白

MHC Ⅱ类分子仅（通常）在专职的抗原呈递细胞中，比如树突状细胞

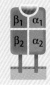

β₁　α₁
β₂　α₂

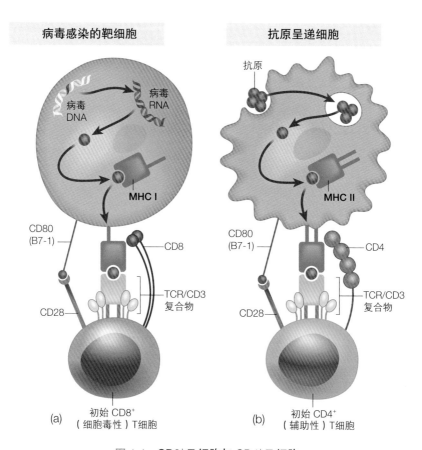

图 1.4　CD8⁺ T 细胞与 CD4⁺ T 细胞

（a）CD8⁺ T 细胞具有细胞毒性，通常靶向呈递内源性抗原的细胞，如病毒 RNA 片段。
（b）CD4⁺ T 细胞（辅助性 T 细胞）识别由专职抗原呈递细胞，如树突状细胞呈递的抗
原。MHC（绿色）是一个可识别的向 T 细胞呈递抗原片段的"支架"。

- 分泌细胞因子，主要是肿瘤坏死因子（tumor necrosis factor,
  TNF）α 和干扰素（interferon, IFN）γ，通过复杂的通路发挥
  抗癌和抗病毒作用。
- 分泌细胞毒性颗粒，在靶细胞的细胞膜上形成孔隙，使蛋白
  酶进入细胞，最终导致细胞死亡。

- 激活的 CD8$^+$ T 细胞表面表达 Fas 配体（Fas ligand, FasL），与靶细胞表面的受体 Fas 结合，激活 caspase 级联，导致靶细胞死亡。

辅助性 T 细胞（T$_h$1 和 T$_h$2）　表达 CD4，可识别 MHC Ⅱ类分子呈递的抗原（肽）（见图 1.4）。

- T$_h$1 细胞的效应主要针对细胞内病原体，其作用是生成 IFN-γ，诱导调理作用及使 B 细胞产生抗体。
- T$_h$2 细胞的效应对细胞外细菌和寄生虫有效，其作用是生成白细胞介素（interleukin, IL）-4 和 IL-5。

调节性 T 细胞（regulatory T cell, T$_{reg}$ 细胞）　主要通过细胞因子和信号机制，如转化生长因子（transforming growth factor, TGF）-β 和 IL，调节和抑制初始 T 细胞和 T$_{eff}$ 细胞的免疫反应。T$_{reg}$ 细胞可调节对普通环境中的过敏原的免疫反应，防止发生过敏性疾病或不良炎症。然而，它们在维持外周耐受方面的作用也会被癌细胞利用，以避免被免疫系统杀伤。

活化　为了防止感染期间的广泛组织损伤，T 细胞的激活需要 3 个信号（见图 1.4）：

- 抗原与 TCR 结合。
- MHC Ⅰ类或Ⅱ类分子分别与 T 细胞上的协同的 CD8 或 CD4 分子结合。
- 由抗原呈递细胞（antigen-presenting cell, APC）上的 CD80（B7-1）与 T 细胞上的 CD28 结合产生的共调节（共刺激和共抑制）信号：APC 上的 CD80（B7-1）与 T 细胞上的 CD28 结合产生正信号，促进 T 细胞杀伤携带相关抗原的靶细胞；而 APC 上的 CD80（B7-1）与 T 细胞上的细胞毒性 T 细胞相关蛋白 4（cytotoxic T-lymphocyte-associated protein 4, CTLA-4）结合后产生负信号，阻断 T 细胞杀伤携带相关抗原的靶细胞。

B 细胞和 T 细胞多样性的形成

机体具有产生多种受体的能力，免疫系统可能需要识别数以百万计的抗原。

免疫球蛋白，如 BCR，由参与抗原识别的可变区和恒定区组成（图 1.5）。编码重链可变区的基因片段在 DNA 的空间上是分开的：V（可变区：胚系 DNA 中约 40 个功能基因片段）、D（多样性：约 23 个功能基因片段）和 J（连接：约 6 个基因片段）。在 B 细胞发育早期，经过体细胞重组，一个 D 片段首先与一个 J 片段连接，然后一个 V 区与 DJ 区连接。

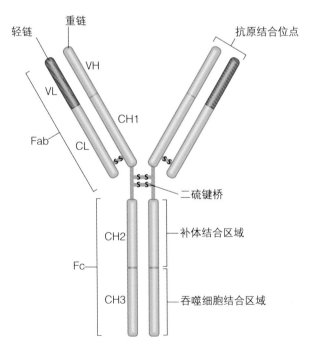

图 1.5　**免疫球蛋白的结构**

包括重链（H）和轻链（L）的可变区（V）和恒定区（C）。Fab，抗原结合片段；Fc，可结晶片段。

最终的基因由于 RNA 剪接而聚集在一起，并能够被翻译。在轻链中，这一过程类似，但没有 D 基因片段参与。因此，体细胞重组拥有了多样性。

进一步的变异是由以下因素导致的：

- 重链和轻链的不同组合。
- 在重组过程中，不同基因片段连接处的核苷酸不同。
- 编码活化 B 细胞可变区的基因片段可能发生点突变。

T 细胞受体（TCR）

TCR 有 2 类。其中 TCR2 类似于免疫球蛋白，由 α 链和 β 链构成，均具有恒定区和可变区（图 1.6）。编码 β 链的基因片段与免疫球蛋白的排列相似，有 V、D 和 J 片段。

当 T 细胞发育时，V、D 和 J 片段重新排列形成 VDJ 遗传序

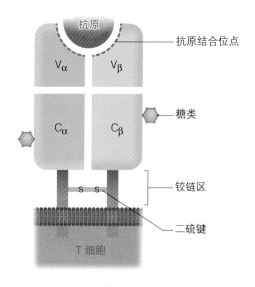

图 1.6 **TCR2**

α 链和 β 链的可变区（V）和恒定区（C）

列。而连接部分的变异和核苷酸的随机插入增加了免疫球蛋白的可变性。α链基因片段不包含 D 片段。

　　TCR1　包含 γ 链和 δ 链，占循环 T 细胞的一小部分，在富含上皮细胞的部位更为常见。可能不需要 MHC 分子呈递抗原，关于其详细特征目前尚不清楚。

自我耐受

　　不可避免的是，在 TCR 产生过程中，基因片断的随机重排偶尔会使机体产生与"自身"抗原结合的受体，在这种情况下的 T 细胞失活或被淘汰的过程，被称为自我耐受。如果这个过程不完整，则可能会出现自身免疫性疾病。

树突状细胞

　　先天性免疫和适应性免疫反应的枢纽。未成熟的树突状细胞会从骨髓转移到外周组织，并且能够捕捉、处理和呈递抗原。炎症或病原体的信号刺激可诱导树突状细胞逐步成熟。

　　成熟的树突状细胞能够分泌细胞因子，表达共刺激分子并移动到淋巴组织中，通过 MHC Ⅱ 呈递抗原来激活 T 细胞，也可通过 MHC Ⅰ 呈递捕获的抗原。通过这种方式，树突状细胞可以捕获来自死亡肿瘤细胞的抗原并呈递，以刺激 $CD8^+$ T 细胞应答。

免疫记忆

　　初级免疫反应后，大部分扩增的效应细胞群会发生凋亡。一部分被保留下来，成为记忆细胞。

记忆 B 细胞

　　记忆 B 细胞位于脾脏、淋巴结和体内其他部位。当记忆 B 细胞再次暴露于抗原时，其数量迅速增加并分化为产生抗体的浆细胞。

记忆 T 细胞

记忆 T 细胞在暴露于抗原时比初始 T 细胞更早地被触发。当再次暴露时，记忆 T 细胞从中央记忆 T 细胞区间移动到效应记忆 T 细胞区间。表达于初始 T 细胞和中央记忆 T 细胞的 CC 基序趋化因子受体被其他趋化因子受体取代，从而影响 T 细胞的归巢特性（当再次暴露于抗原时，T 细胞需要靠近其目标并定位感染区域）。因此，不同的记忆 T 细胞亚群，具有不同的标记和归巢特性（表 1.1）。记忆细胞的辅助黏附分子表达量增加，从而增强与 APC 的结合；另外一些分子则增强刺激 T 细胞应答的信号。

自然杀伤细胞（NK 细胞）

NK 细胞属于白细胞群体，是先天性免疫系统的一部分。与 T 和 B 细胞一样，其表面受体与配体结合后可以被激活，介导分泌细胞因子（特别是 $IFN-\gamma$），还可以通过 Fas 受体 /FasL 结合（见第 8 页）或细胞毒性颗粒释放到目标细胞的途径，导致靶细胞凋亡。

NK 细胞同时具有激活受体和抑制受体，可以在靶细胞携带激活（异常）配体，或缺乏抑制性（正常）配体时杀死细胞，也可识别正常细胞上的配体，阻止 NK 细胞攻击正常细胞。

NK 细胞还具有抗体依赖性细胞介导的细胞毒性（antibody-dependent cell-mediated cytotoxicity, ADCC）。CD16 是一种低亲和力的 NK 细胞受体，它可识别抗原特异性免疫球蛋白 G（immunoglobulin G, IgG）的 Fc 段，并通过 ADCC 效应来识别针对异常细胞的抗体，激活并通过释放溶解颗粒内容物来清除靶细胞。先天性免疫系统中其他效应细胞也可以通过类似机制介导 ADCC，如巨噬细胞、中性粒细胞和嗜酸性粒细胞。

表 1.1　T 细胞亚群分类 *

通用名称	初始 T 细胞 (T_N)	中央型 记忆 T 细胞 (T_CM)	效应型 记忆 T 细胞 (T_EM)	组织驻留型 记忆 T 细胞 (T_RM)
其他子集名称		虚拟记忆 T 细胞 干细胞记忆 T 细胞 初始表型记忆 T 细胞	外周记忆 T 细胞 长寿命效应 T 细胞 耗竭 T 细胞 滤泡辅助性 T 细胞	
记忆细胞标志物是否表达	否	是		
是否遭遇外来抗原	否	是		
是否通过淋巴结循环	是		否	
是否通过血液循环	是			否
能否通过高柱状内皮小静脉	是		否	

* 一些记忆亚群似乎通过淋巴组织循环，或通过血液和非淋巴组织再循环"监视"感染。另一些则停留在非淋巴部位，迅速反应防止再次感染。(改编自 Jameson 和 Masopust, 2018[3])

免疫耐受的发展

免疫耐受是免疫系统对正常情况下会引起免疫应答的刺激没有应答的状态，是肿瘤细胞逃逸免疫系统的重要机制。

免疫耐受可能是中枢性或外周性的，取决于其诱导的位置：

- 中枢耐受的诱导发生在胸腺和骨髓。
- 外周耐受的诱导发生在淋巴结或其他组织。

中枢耐受是免疫系统学习如何区分"自身"和"外来"的主要机制。成熟 T 细胞和 B 细胞分别在胸腺和骨髓中被呈递自身抗原，携带自身抗原受体的细胞通过凋亡或诱导一种被称为失能的非活性状态而被清除。一些自身反应性 B 细胞可能保持在一种对受体刺激无应答的状态，而部分自身反应性较弱的 T 细胞可能分化为自然调节性 T 细胞（natural T_{reg}, nT_{reg}），其作用于外周以降低潜在的 T 细胞自身反应性。

外周耐受在预防免疫系统对环境因子（如过敏原或肠道微生物）的高反应性中起着关键作用。外周耐受的机制有很多，主要涉及 T 细胞亚群的调节，特别是 $CD4^+$ T_h 细胞。

- 胸腺中未被清除的自身反应性 T 细胞可以被 nT_{reg} 细胞中和，如上所述。
- 反复暴露于抗原后，初始 $CD4^+$ T_h 细胞分化为诱导性 T_{reg} 细胞，该过程由 T 细胞激活后产生的 IL-12 和 APC 分泌的 TGF-β 介导。
- 外周耐受也可能由其他类似 T_{reg} 细胞的 T 细胞亚群介导，如表达 IL-10 的 TR1 细胞和分泌 TGF-β 的 T_h3 细胞。
- 一些树突状细胞能够产生吲哚胺 2,3-双加氧酶（indoleamine 2,3-dioxygenase, IDO），这种酶会消耗 T 细胞增殖所需的细胞内色氨酸。

除了这些 T 细胞机制外，外周耐受可能源于 B 细胞表达的 CD22，以及 B 细胞分泌的 IL-10 和 TGF-β。CD22 是一种可降低 BCR 活化水平的非特异性受体抑制剂。

本章要点

- 免疫系统由 2 个部分组成：先天性免疫（贯穿整个生命周期的免疫机制）和适应性（获得性）免疫（在接触抗原后通过免疫反应获得，并且对该抗原具有特异性）。

- 先天性免疫主要由骨髓中干细胞衍生的吞噬细胞发挥作用，这些吞噬细胞主要是巨噬细胞、单核细胞和中性粒细胞。

- 适应性免疫有 2 种形式：由来源于胸腺的 T 细胞介导的细胞免疫和由来源于骨髓的 B 细胞介导的体液免疫。

- 在细胞免疫中，T 细胞将 APC 表面与 MHC 分子相关的蛋白质序列识别为靶抗原。

  - 激活 $CD4^+$ T 细胞导致细胞因子释放，影响多种免疫细胞，包括 APC。

  - $CD8^+$ 细胞毒性（杀伤）T 细胞活化触发克隆选择，在此期间 T 细胞增殖产生 T_{eff} 细胞亚群，这些 T_{eff} 细胞释放酶和毒素，裂解携带抗原的细胞膜并诱导程序性细胞死亡（凋亡）。

- 体液免疫是指 B 细胞针对特定抗原生成抗体。

- 免疫耐受是免疫系统对正常情况下会引起免疫应答的刺激没有应答的一种状态。可能是中枢性或外周性的，取决于耐受产生的部位。免疫耐受是肿瘤细胞逃逸免疫系统的重要机制。

参考文献

1. Hanahan D, Weinberg RA. Hallmarks of cancer: the next Generation[J]. Cell, 2011, 144(5): 646−674.

2. Kamta J, Chaar M, Ande A, et al. Advancing cancer therapy with present and emerging immunooncology approaches[J]. Front Oncol, 2017, 7: 64.

3. Jameson SC, Masopust D. Understanding subset diversity in T cell memory[J]. Immunity, 2018, 48: 214−226.

癌症如何逃逸免疫系统

早在 100 多年前就有人提出用免疫系统杀伤癌细胞的这一可能性[1]，但由于癌细胞有能力逃逸免疫系统，至今为止，有效的免疫疗法被证明是难以找到。这种逃逸免疫系统能力被认为是癌症的特征之一[2]。

癌症免疫循环

免疫系统对癌细胞的应答是一个循环的过程（图 2.1）。原则上，这个过程可能是自我延续的，从而导致免疫反应的增强。

最初，NK 细胞检测到癌细胞，并与癌细胞表面的特异性配体相互作用，导致癌细胞被破坏，释放出肿瘤抗原。肿瘤抗原与树突状细胞或其他 APC 结合，进而导致 APC 分泌细胞因子并激活淋巴组织中的 T 细胞。这些细胞毒性 T 细胞被转运至肿瘤部位，随后与癌细胞表面的 MHC Ⅰ类蛋白结合，杀死癌细胞。这导致抗原的进一步释放，从而增强免疫反应。

在表 2.1 中简要描述了一些最典型的肿瘤抗原。

上述过程中的每一步都有多个调节因子参与——包括正向调节和负向调节。负调节因子可以建立反馈回路，减轻或阻断免疫反应。这些机制不仅可以帮助肿瘤细胞逃逸免疫攻击，还可能促进肿瘤进展。

癌细胞的免疫编辑：3 个 "E"

认识到免疫系统可以抑制和促进肿瘤生长之后，人们的注意力

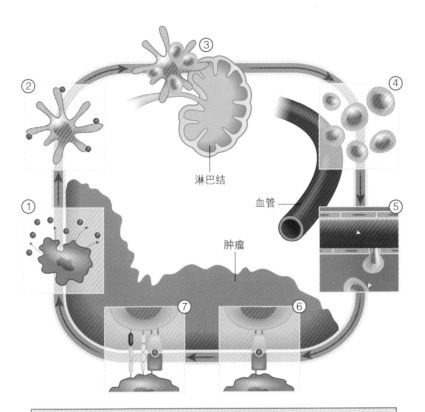

淋巴结

血管

肿瘤

① 癌细胞被破坏后释放肿瘤抗原。

② 肿瘤抗原与树突状细胞或其他
APC 结合。

③ APC 分泌细胞因子，激活淋巴组
织中的 T 细胞。

④ 活化的（细胞毒性）T 细胞通过
血液被转运至肿瘤部位。

⑤ 细胞毒性 T 细胞浸润肿瘤床。

⑥ 在肿瘤中，细胞毒性 T 细胞与癌
细胞表面的 MHC Ⅰ 类蛋白结合。

⑦ 癌细胞被破坏，导致癌症抗原的
释放（重复第 1 步）。

图 2.1 癌症免疫循环

表 2.1　已知的肿瘤抗原

磷脂酰丝氨酸
- 出现在凋亡细胞表面并向吞噬细胞发出信号的胞质细胞膜中的磷脂成分
- 肿瘤细胞表面磷脂酰丝氨酸水平可能升高

钙网蛋白
- 通常存在于 ER、SR、细胞核和细胞表面；细胞应激增加表面表达，并向吞噬细胞发出信号
- 正常细胞的表面 CD47 发出抗吞噬信号（"不要吃我"）；若钙网蛋白的表达水平同时升高，就像在某些肿瘤中发生的那样，就可以避免吞噬作用

热休克蛋白
- 在肿瘤细胞中升高
- 细胞内的热休克蛋白可以抵御免疫反应
- 膜性和细胞外热休克蛋白通过细胞毒性 T 细胞和细胞毒性 NK 细胞（识别表面 HSP70）刺激免疫反应

B7-H6
- 在某些癌症中存在于肿瘤细胞表面，是 NK 细胞上激活受体 NKp30 的配体
- 细胞表面和可溶性 B7-H6 的高表达可能下调 NK 细胞应答

MICA/B
- 在肿瘤细胞上经常发现的与 MHC Ⅰ 相关的应激诱导分子
- 被 NK 细胞和 CD8+ T 细胞表达的受体 NKG2D 识别
- 配体 / 受体相互作用激活 NK 细胞，但 NK 细胞介导的肿瘤细胞的最终命运取决于激活和抑制受体的整体平衡

CT 抗原
- CT 抗原通常只在男性生殖细胞中表达，但也存在于一些肿瘤细胞中
- 对 CT 抗原的免疫反应，包括细胞的和体液的，在癌症患者中很常见
- NY-ESO-1 是迄今为止发现的最具免疫原性的 CT 抗原

新抗原
- 由于遗传的不稳定，肿瘤细胞经常发生突变
- 突变的蛋白质可能具有高度的免疫原性，可被 T 细胞识别
- 它们也可能协助免疫抑制和其他免疫逃逸途径
- 较高的突变负荷与对 PD-1 阻断的高敏感性相关

CT，癌-睾丸；ER，内质网；HSP，热休克蛋白；PD-1，程序性细胞死亡受体 1；SR，肌浆网。（改编自 Ponomarev 和 Shubina，2019[3]）

开始从免疫监视（重点是识别和消除癌症细胞）转移到免疫编辑（包括免疫监视和促增殖机制）。根据癌症的类型和患者的个体特征，肿瘤免疫编辑可以由至少 3 个方面主导，统称为"3 个 E"：消除、平衡和逃逸（表 2.2）[4, 5]。

表 2.2　肿瘤免疫编辑的 3 个"E"

消除（Elimination）	一部分癌细胞被免疫系统识别并杀死
平衡（Equilibrium）	一部分癌细胞会持续存在，但免疫反应可以防止其增殖。但最终，选择压力使得能够避免免疫反应的细胞占主导地位，导致……
逃逸（Evasion）	抗性癌细胞获得免疫逃逸或消除的能力，导致肿瘤发生

肿瘤如何逃逸免疫攻击

肿瘤细胞可以通过多种方式阻断免疫应答。

- 癌细胞抗原有可能不被树突状细胞或 APC 识别。
- 癌抗原可能被视为自身抗原，而非外来抗原，导致 T_{reg} 细胞反应，而不是癌症特异性效应反应。
- T 细胞可能无法被转运至肿瘤部位或无法浸润肿瘤。
- 肿瘤微环境（见第 26 页）中的因子可能会抑制 T_{eff} 细胞。

实现上述免疫逃逸的 2 个主要机制涉及程序性细胞死亡受体 1（programmed cell death 1, PD-1）和 CTLA-4 免疫检查点，都是 IO 的重要治疗靶点。

PD-1 受体途径

T 细胞表面的 PD-1 受体在调节 T 细胞募集和活化中发挥重要

作用。据报道，多种类型的癌细胞过表达这种受体的配体——程序性细胞死亡受体-1配体（programmed cell death 1 receptor ligand, PD-L1），包括黑色素瘤、肺癌、肾癌、头颈癌和结肠癌[6]。PD-1受体与其配体PD-L1的结合可以通过2条途径影响对癌细胞的免疫应答。

- 在淋巴结中，肿瘤浸润性免疫细胞中PD-L1的过度表达，可以阻止新的细胞毒性T细胞启动和激活，并阻止这些免疫细胞募集至肿瘤部位。
- 在肿瘤微环境中，PD-L1在癌细胞和包括巨噬细胞、树突状细胞和T细胞在内的免疫细胞中表达上调，导致细胞毒性T细胞失活。

在这2种情况下，PD-L1与T细胞表面的PD-1结合，导致了T细胞耐受，同时，抑制了T细胞增殖，使细胞因子表达水平降低，并使抗原的识别能力减弱（图2.2）。

CTLA-4途径

如第1章所述，激活细胞毒性CD8[+]T细胞所需的正向共调节（或共刺激）信号由APC上的CD80（B7-1）与T细胞上的CD28结合产生。此外，APC上的CD80（B7-1）与T细胞上的CTLA-4结合产生负信号，导致T细胞产生IL-2减少，影响T细胞增殖和存活（图2.3）。因此，CTLA-4是重要的免疫检查点，也是癌症免疫治疗的重要靶点。

PD-1、PD-L1和CTLA-4通路之间的差异

PD-1、PD-L1和CTLA-4通路之间的差异决定了它们作为IO治疗靶点的不同作用方式[8]。需要特别注意的是，PD-1的作用主要局限于肿瘤部位，非癌细胞中PD-L1的表达水平低。此外，

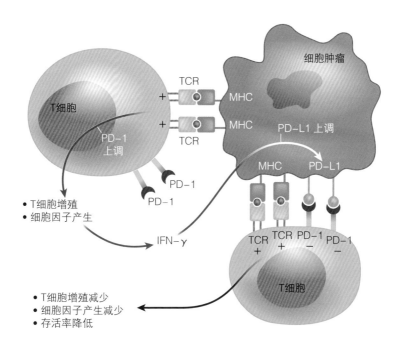

图 2.2 **PD-1 受体与其配体 PD-L1 的结合**

T 细胞表面的 PD-1 与肿瘤细胞上的配体 PD-L1 结合，导致 T 细胞耐受、T 细胞增殖减少、细胞因子表达降低、抗原识别能力受损。（改编自 Buchbinder 和 Desai, 2016[7]）

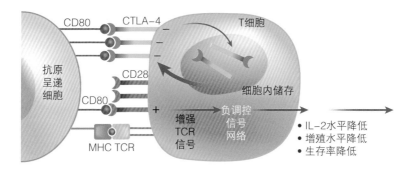

图 2.3 **CTLA-4 对 T 细胞功能的影响**

APC 上的 CD80（B7-1）与 T 细胞上的 CTLA-4 结合导致 T 细胞产生的 IL-2 减少，并影响 T 细胞增殖和存活。（改编自 Buchbinder 和 Desai, 2016[7]）

作用于 PD-1、PD-L1 的疗法有可能使与肿瘤相关的免疫系统重置的同时，自身抗原的正常外周耐受性不受影响。

　　2 条途径之间的差异表明，同时阻断 PD-1、PD-L1 和 CTLA-4，可能具有协同抗肿瘤作用。CTLA-4 阻断使得更多的 T 细胞活化和增殖，同时减少 T_{reg} 介导的免疫抑制；PD-1、PD-L1 阻断可使静止 T 细胞活化（图 2.4）。也有人建议将针对 PD-1、PD-L1 的治疗称为肿瘤免疫调节疗法，以区别于 CTLA-4 阻断[8]。

T 细胞上的其他抑制受体

　　T 细胞上的其他抑制受体，包括 TIM-3、BTLA、VISTA 和 LAG-3，可能是免疫治疗的靶点（图 2.5）。此外，激活 T 细胞上

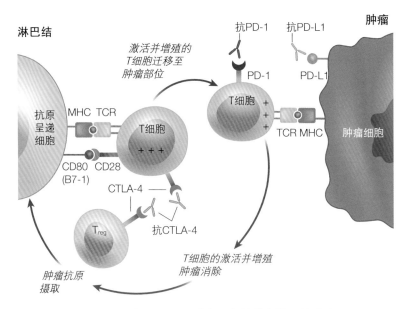

图 2.4　PD-1 和 CTLA-4 联合阻断的潜在协同抗肿瘤作用
（改编自 Buchbinder 和 Desai，2016[7]）

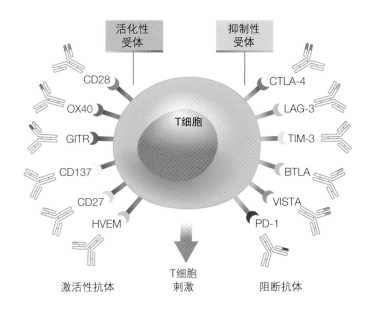

图2.5 T细胞上的活化性和抑制性受体

的激动性受体可促进T细胞活化。这些受体包括CD28、TNF受体超家族成员4（TNF receptor superfamily member 4，OX40）、糖皮质激素诱导TNFR－相关受体（glucocorticoid-induced TNFR-related, GITR）、CD137、CD27和疱疹病毒进入介质（herpes virus entry mediator, HVEM，也称为CD270）。其他靶点包括与PD－1具有共抑制作用且影响T细胞活性的分子，如具有免疫球蛋白和基于酪氨酸的免疫受体抑制结构域的T细胞免疫受体（T-cell immunoreceptor with Ig and immunoreceptor tyrosine-based inhibitory domains, TIGIT）。

对癌症免疫调节生物学的进一步了解将有助于确定治疗性干预的最佳靶点和制订联合治疗方案。

T 细胞耗竭或反应低下

"T 细胞耗竭"是一个用于描述很多胸腺发育后 T 细胞的不同表观遗传和代谢状态的短语。

因这些 T 细胞分泌细胞因子的能力降低且表达更高水平的抑制性受体，所以这些细胞被认为已经耗竭。最初，"耗竭"的 T 细胞被认为是由 T_{eff} 细胞分化而来，以响应慢性高抗原负荷－慢性 TCR 信号。现在看来，这些 T 细胞可能与 T_{eff} 细胞无关，在 TCR 结合过程中，共刺激和（或）抑制信号发挥了重要作用[9]。

重要的是，T 细胞耗竭并不意味着功能完全丧失。这些 T 细胞能够增殖并产生炎症因子和颗粒酶，有助于慢性感染的部分控制，且不会引起免疫病理学改变。与慢性感染中的 T 细胞耗竭相似，肿瘤中也存在功能失调或分歧（有时也称为耗竭）的 T 细胞。低反应性 T 细胞包括耗竭的和功能性失调的 T 细胞。

低反应性 T 细胞似乎分为 2 个不同的亚群：祖细胞（具有干细胞和记忆细胞的特征）和终末分化细胞。祖细胞亚群能够扩增并发展成 T_{eff} 细胞，例如，在 PD-1 检查点阻断或接种疫苗后，终末分化的亚群仅显示微弱的扩增。终末分化的低反应 T 细胞亚群的存在可能形成一道屏障，降低了过继性 T 细胞治疗或依赖于建立内源性 T 细胞反应（如免疫检查点阻断）的免疫疗法的长期疗效。

肿瘤微环境的重要性

肿瘤是由多种细胞组成的复杂结构，在肿瘤的生长过程中，存在着一个由肿瘤细胞和非肿瘤细胞构成的不断进化的免疫抑制微环境，被称为肿瘤微环境（图 2.6）。这种微环境可以通过多种机制抑制免疫反应，促进肿瘤生长（表 2.3）。

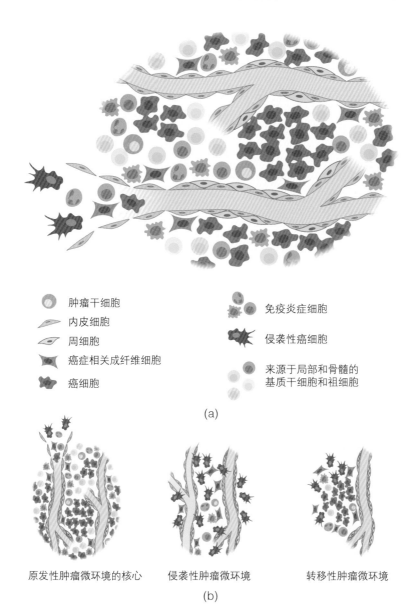

肿瘤干细胞

内皮细胞

周细胞

癌症相关成纤维细胞

癌细胞

免疫炎症细胞

侵袭性癌细胞

来源于局部和骨髓的
基质干细胞和祖细胞

(a)

原发性肿瘤微环境的核心　　　侵袭性肿瘤微环境　　　转移性肿瘤微环境

(b)

图 2.6　**肿瘤微环境**

（a）实体肿瘤中存在的细胞类型。（b）由此产生的免疫抑制微环境
持续演变。（改编自 Hanahan 和 Weinberg, 2011[2]）

表 2.3　促进形成免疫抑制肿瘤微环境的机制

免疫排斥	• 改变趋化因子的表达以损害 T 细胞转运至肿瘤部位 • 物理或代谢障碍
对抑制性免疫细胞的调节	• 诱导 T_{reg} 介导的免疫耐受： 　－通过分泌 TGF-β 诱导 T_{reg} 分化 　－通过分泌 CCL22 募集循环 T_{reg} • 减少骨髓源性抑制细胞转化为树突状细胞
通过与 T 细胞的直接相互作用实现免疫抑制	• 过度表达负性共调控分子，如 PD-1 和 CEACAM1

CCL22，C-C 基序趋化因子 22；CEACAM1，癌胚抗原相关细胞黏附分子 1。
（改编自 Hanahan 和 Weinberg, 2011[2]）

除癌细胞本身外，多种不同的细胞类型都可能对肿瘤微环境发挥作用（见图 2.6）。

包括：

- 肿瘤干细胞（cancer stem cell, CSC），对常用的化疗药物具有耐药性，也是可能导致成功减瘤后复发的因素。
- 内皮细胞，尤其是肿瘤血管中的内皮细胞，在肿瘤血管生成中发挥重要作用。
- 周细胞，一种支撑肿瘤内皮的与平滑肌细胞相关的特殊间充质细胞类型。
- 免疫炎症细胞，包括具有肿瘤促进活性的细胞，如巨噬细胞、肥大细胞和中性粒细胞，以及部分分化的髓系祖细胞。
- 癌症相关成纤维细胞。
- 肿瘤基质中的干细胞和祖细胞。

本章要点

- 对癌细胞存在而产生的免疫应答是一个潜在的自我扩散的循环过程。然而，许多负调控因子的存在使肿瘤细胞能够逃逸免疫系统。

- 肿瘤免疫编辑由 3 个组成部分，被称为"3 个 E"：消除、平衡和逃逸：

  - 在最初的消除阶段，一部分癌细胞被免疫系统识别和杀伤；

  - 在平衡阶段，一部分癌细胞持续存在，但免疫反应足以防止其增殖；

  - 但最终，选择性压力导致能够避免免疫反应的细胞占主导地位——逃逸。

- 免疫检查点分子 PD-1 和 CTLA-4 是影响肿瘤细胞逃逸免疫系统监视的关键因素。此外，还有多个其他潜在的靶点，其中一部分能够抑制 T 细胞活性，另一部分可激活 T 细胞。

- 实体肿瘤由多种细胞类型组成，共同促进形成利于肿瘤生长和逃逸免疫系统的微环境。

参考文献

1. Kreamer KM. Immune checkpoint blockade: a new paradigm in treating advanced cancer[J]. J Adv Pract Oncol, 2014, 5(6): 418–431.

2. Hanahan D, Weinberg RA. Hallmarks of cancer: the next generation[J]. Cell, 2011, 144(5): 646–674.

3. Ponomarev AV, Shubina IZ. Insights into mechanisms of tumor and immune system interaction: association with wound healing[J]. Front Oncol, 2019, 9: 1115.

4. Schreiber RD, Old LJ, Smyth MJ. Cancer immunoediting: integrating

immunity's roles in cancer suppression and promotion[J]. Science, 2011, 331(6024): 1565 – 1570.

5. Dunn GP, Old LJ, Schreiber RD. The three Es of cancer immunoediting[J]. Annu Rev Immunol, 2004, 22: 329 – 360.

6. Herbst RS, Soria J-C, Kowanetz M, et al. Predictive correlates of response to the anti-PD-L1 antibody MPDL3280A in cancer patients[J]. Nature, 2014, 515(7528): 563 – 567.

7. Buchbinder EI, Desai A. CTLA-4 and PD-1 pathways: similarities, differences, and implications of their inhibition[J]. Am J Clin Oncol, 2016, 39: 98 – 106.

8. Wang J, Yuan R, Song W, et al. PD-1, PD-L1 (B7-H1) and tumor-site immune modulation therapy: the historical perspective[J]. J Hematol Oncol, 2017, 10(1): 34.

9. Blank CU, Haining WN, Held W, et al. Defining 'T cell exhaustion'[J]. Nat Rev Immunol, 2019, 19: 665 – 674.

癌症免疫疗法的作用机制

就癌症而言，免疫治疗这一术语包含了针对不同免疫靶点的多种治疗方法。免疫治疗的目的是恢复免疫系统识别和消除癌细胞的能力。可以通过以下 2 种方式实现：

- 直接激活免疫系统，例如注射疫苗。
- 解除肿瘤对免疫系统的抑制。

肿瘤免疫学（IO）的历史

IO 的概念可追溯到 100 多年前的 1893 年（图 3.1）。这一年，美国外科医生和癌症研究人员 William Coley 观察到癌症患者术后如发生细菌感染，癌症病情反而会有所缓解。由此，他提出免疫系统激活在癌症治疗中发挥着有益的作用[1, 2]。随后，在 1909 年，Paul Ehrlich 提出免疫系统在预防癌症发展中发挥着重要作用[3]。

然而，直到 20 世纪中叶，Lewis Thomas 和 Frank MacFarlane Burnet 才提出以下假设：免疫系统能够通过一种被称为免疫监视的过程清除癌细胞，这一过程依赖于免疫系统对肿瘤相关抗原（tumor-associated antigen, TAA）的识别[4, 5]。

随后，经过 Lloyd Old 和 Robert Schreiber 的实验室研究，免疫监视的概念发展为"免疫编辑"，该概念反映了肿瘤细胞逃逸免疫系统监视的能力[6]。随着对免疫编辑的潜在机制研究的不断深入，目前已经发现许多潜在的治疗靶点，尤其是在 20 世纪 90 年代，分别由 James P Allison 和 Tasuku Honjo 带领的团队首次发现的免疫检

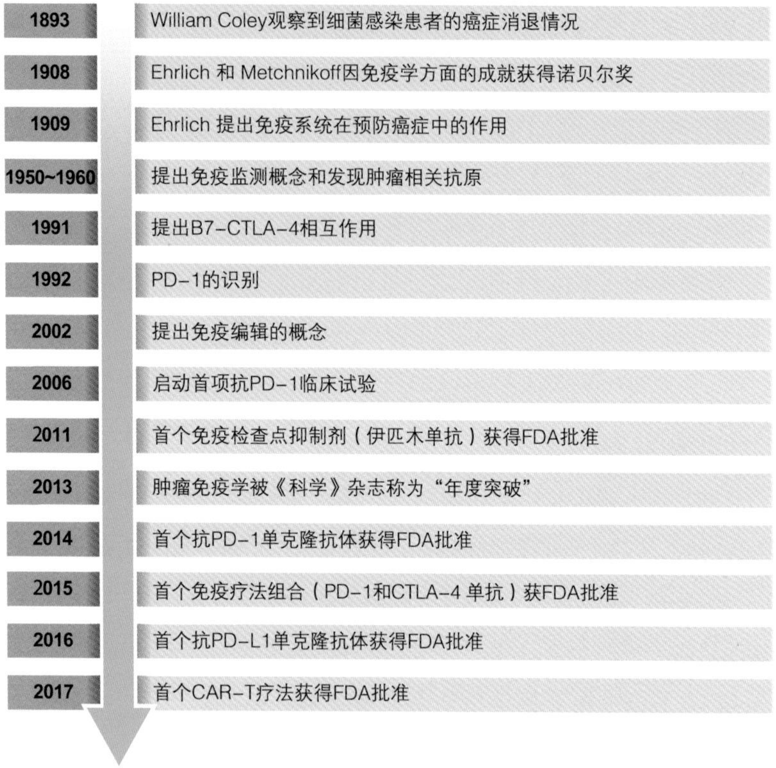

1893	William Coley观察到细菌感染患者的癌症消退情况
1908	Ehrlich 和 Metchnikoff因免疫学方面的成就获得诺贝尔奖
1909	Ehrlich 提出免疫系统在预防癌症中的作用
1950~1960	提出免疫监测概念和发现肿瘤相关抗原
1991	提出B7-CTLA-4相互作用
1992	PD-1的识别
2002	提出免疫编辑的概念
2006	启动首项抗PD-1临床试验
2011	首个免疫检查点抑制剂（伊匹木单抗）获得FDA批准
2013	肿瘤免疫学被《科学》杂志称为"年度突破"
2014	首个抗PD-1单克隆抗体获得FDA批准
2015	首个免疫疗法组合（PD-1和CTLA-4 单抗）获FDA批准
2016	首个抗PD-L1单克隆抗体获得FDA批准
2017	首个CAR-T疗法获得FDA批准

图 3.1　肿瘤免疫治疗的历史

FDA, Food and Drug Administration，通常指美国食品药品管理局。

查点 CTLA-4 和 PD-1 抑制剂，已经在临床实践中发挥令人振奋的疗效[7, 8]。2013 年，肿瘤免疫疗法被《科学》杂志称为"年度突破"[9]。5 年后，Allison 和 Honjo 因"发现抑制负向免疫调节的新型癌症疗法"获得 2018 年诺贝尔生理学或医学奖[10]。

对肿瘤免疫疗法有潜在敏感性的肿瘤类型

显然，不同癌症对免疫治疗的潜在敏感性取决于该肿瘤触发免疫反应（免疫原性）的能力。癌症的特征是基因突变的累积，其中许多突变导致癌症特异性抗原的表达，这些抗原可以与肿瘤细胞表面的 MHC Ⅰ类分子结合[11]。抗原-MHC 复合体可以被细胞毒性 CD8+ 淋巴细胞识别，如果 CD8+ 淋巴细胞被激活，则会启动针对该肿瘤的免疫反应。因此，相较于体细胞突变率低的肿瘤，体细胞突变率高的肿瘤可能对肿瘤免疫治疗更敏感。

无论是不同的肿瘤类型之间，还是某种肿瘤不同个体间，体细胞突变率都有显著差异：在发生率最高和最低的肿瘤之间，突变率可能相差 1 000 多倍（图 3.2）。高突变率在皮肤癌、肺癌、膀胱癌和胃癌中发生率最高，而在血液系统和儿童癌症中发生率最低。值得注意的是，由吸烟或紫外线等致癌物质诱发的肿瘤，体细胞突变率最高。

癌症免疫治疗的潜在靶点

传统上，根据不同免疫疗法激活抗肿瘤细胞免疫应答能力的不同，将其分为被动免疫疗法和主动免疫疗法（表 3.1）。然而，这种分类方法不能充分反映药物—宿主—肿瘤之间相互作用的复杂性[13]，因此，有人建议免疫疗法应根据其抗原特异性进行分类。这种分类方法的问题是，即使最初仅针对单一抗原进行治疗，最终也可能对多种抗原产生反应，该现象被称为表位扩散[13]。

被动免疫疗法

肿瘤靶向单克隆抗体（mAb）

针对恶性细胞的 mAb 是极具特征的癌症免疫疗法之一[13]。

其发挥作用的方式可能有多种，包括：

- 抑制肿瘤细胞中的信号通路。
- 将结合的细胞毒素或放射性核素运送到肿瘤内。

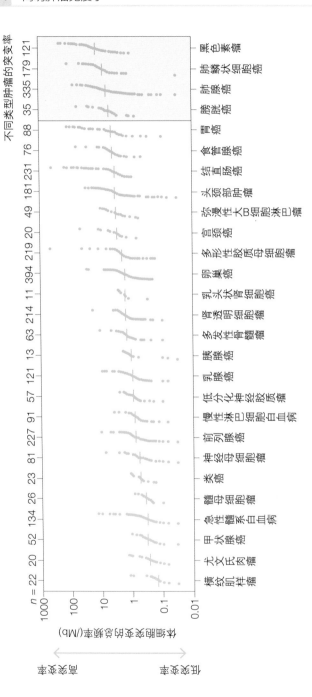

图 3.2 不同肿瘤的体细胞突变率

每个点对应一个肿瘤-正常组织配对。突变率最高的肿瘤（图右侧）可能对 IO 疗法最敏感。（经 Lawrence 等许可转载，2013[12]）

表 3.1 癌症免疫疗法的潜在类型

主动免疫疗法	被动免疫疗法
• 抗癌疫苗（预防和治疗） • 免疫刺激细胞因子 • 促进炎症细胞因子的抗体 • 免疫调节性单克隆抗体 • 免疫抑制代谢抑制剂 • 模式识别受体激动剂 • 免疫原性细胞死亡诱导剂	• 肿瘤靶向单克隆抗体 • 过继细胞转移 • 溶瘤病毒

- 对肿瘤细胞的调理作用和 ADCC 的激活、抗体依赖性吞噬作用和补体介导的细胞毒性。
- 通过双特异性 T 细胞嵌合蛋白起效，双特异性 T 细胞嵌合蛋白由靶向作用于 TAA 和 T 细胞表面抗原的两种抗体的单链可变片段组成。

通过以上机制发挥作用的 mAb 举例见表 3.2 所示。

过继细胞转移

过继细胞转移（adoptive cell transfer, ACT）是一种基于细胞的癌症免疫疗法。该方法从患者身上收集循环血液中或肿瘤浸润的淋巴细胞（tumor-infiltrating lymphocyte, TIL），在体外根据需要进行修饰以攻击特异性肿瘤新生抗原，并在淋巴细胞清除和预处理后重新回输至患者体内。（图 3.3）

ACT 在血液系统癌症中的应答率可达 80%～90%，但目前这种方法仅在少数专科医疗中心开展[14]。

CAR-T 疗法 嵌合抗原受体表达 T 细胞（chimeric antigen receptor-expressing T cell, CAR-T）疗法，是一种引起广泛关注的

表 3.2　抗肿瘤活性单克隆抗体的机制

机　制	示　例	治疗靶点	适应证
特异性抑制肿瘤细胞信号转导	西妥昔单抗	EGFR	头颈部肿瘤 结直肠癌
偶联毒素或放射性核素	恩美曲妥珠单抗（T-DM1）	HER 2	乳腺癌
癌细胞的调理作用	利妥昔单抗	CD20	慢性淋巴细胞白血病
双特异性 T 细胞嵌合蛋白	贝林妥欧单抗	CD19/CD3	B 细胞急性淋巴细胞白血病

EGFR，表皮生长因子受体；HER 2，人表皮生长因子受体 2。

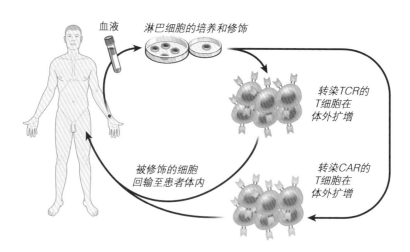

图 3.3　过继细胞转移原理

从患者身上收集循环血液中或肿瘤浸润的淋巴细胞，根据需要进行体外修饰以攻击特定的新抗原，并在淋巴细胞清除和预处理后重新回输到患者体内。（改编自 Kamta 等人，2017[1]）

ACT 疗法。这种疗法中的 T 细胞经过基因修饰表达跨膜蛋白，该跨膜蛋白包含识别肿瘤相关抗原结合域的 CAR（一种修饰的 TCR）（图 3.4）。输注这些细胞后，患者的免疫系统会主动响应，杀伤表达该抗原的癌细胞。

第二代 CAR-T 细胞将共刺激分子整合到 CAR 载体上（图 3.5）。这种共刺激分子的存在避免了引入其他基因或药物来提供

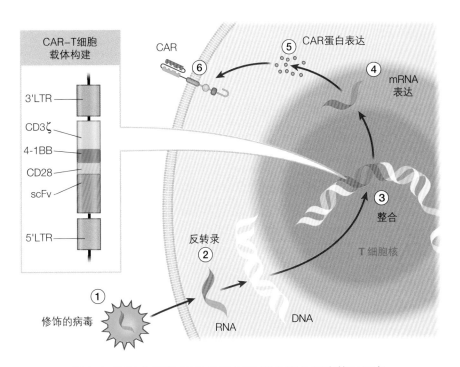

图 3.4　**通过将编码 CAR 的新 DNA 整合到 T 细胞基因组中，以产生 CAR-T 细胞**

① 编码基因的 RNA 通过修饰的慢病毒载体进入 T 细胞后，② 反转录成 DNA，③ 整合到 T 细胞基因组中。④ "新" DNA 被转录成信使 RNA（mRNA），⑤ 指导功能蛋白的合成，⑥ 使 T 细胞表达抗原特异性 CAR。LTR，长末端重复；scFv，单链可变片段。

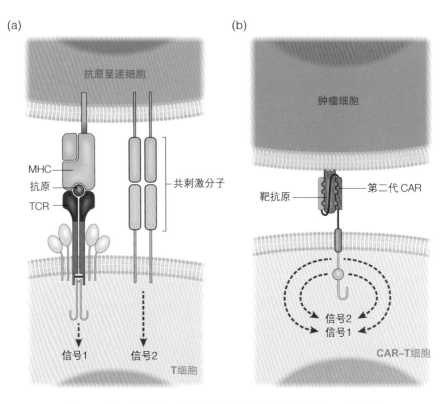

图 3.5　第二代 CAR-T 细胞将共刺激分子整合到 CAR 载体上

（a）在正常情况下，为了防止 T 细胞异常激活，APC 和 T 细胞表达的共刺激分子相互作用，产生信号 2。（b）在第二代 CAR-T 细胞中，由已结合到 CAR 载体的共刺激分子（CD28 或 4-1BB）产生信号 2。识别靶抗原后，CAR-T 细胞被激活杀伤肿瘤细胞。

肿瘤细胞中缺失的共刺激信号。相反，TCR-抗原结合传递 2 种信号，避免了对独立共刺激的需要，并显著提高了 CAR-T 细胞的疗效和持久性。

　　当前 CAR-T 细胞技术中使用的共刺激分子是 CD28 和 4-1BB（也被称为 CD137）。通过将这些共刺激分子整合到 CAR 载体中，第二代 CAR-T 细胞可以独立识别抗原、活化、杀伤、自我复制并持续存在[15-17]。

　　现在已经开发出具有 2 个或多个信号结构域的第三代和第四代 CAR[18]。改造具有额外结合域的 CAR 可能会提高与靶细胞结合的强度。例如，靶向进展期多发性骨髓瘤中过度表达和激活的 B 细胞成熟抗原（B-cell maturation antigen，BCMA，也称为 CD269）的 CAR-T 细胞，在复发或难治性多发性骨髓瘤（LCAR-B38M）的研究疗法中已被设计为具有 2 个单独的抗 BCMA 结合结构域[19]。

　　正在研发中的"装甲"CAR-T 细胞，可以通过优化来分泌细胞因子或表达配体，从而在恶劣的肿瘤微环境中提高疗效。例如，增加 CCR2 受体可以改善 T 细胞向肿瘤部位迁移和归巢[20]。"装甲"的另一种形式是增加诱导自杀基因，例如，添加编码表皮生长因子受体（epidermal growth factor receptor, EGFR）的跨膜和细胞外部分的诱导自杀基因，可使抗 EGFR 抗体西妥昔单抗靶向作用于细胞，引起细胞凋亡，减轻可能出现的细胞毒性。

　　在撰写本文时，美国食品药物管理局（US Food and Drug Administration, FDA）和欧洲药品管理局（European Medicines Agency, EMA）已经批准了将 CAR-T 细胞疗法 Tisagenlecleucel（Kymriah）和 Axicabtagene ciloleucel（Yescarta）应用于临床。Tisagenlecleucel 静脉输注适用于治疗以下患者：

- 25 岁以下患有难治性或 2 次以上复发的 B 细胞前体急性淋巴细胞白血病（B-ALL）的患者。
- 二线或多线全身治疗后复发或难治性弥漫性大 B 细胞淋巴瘤（diffuse large B-cell lymphoma, DLBCL）的成年患者。

Axicabtagene ciloleucel 适用于治疗二线或多线全身治疗后复发或难治性 DLBCL 和原发性纵隔大 B 细胞淋巴瘤的成年患者。

　　耐药　尽管 CAR-T 细胞疗法迄今为止已经取得了令人振奋的结果，但目前可获得的较长期的随访数据显示，经 CAR-T 细胞疗法治愈的 B-ALL 的复发率为 21%~45%[21]。

原因之一是从癌症患者身上提取的用于制造 CAR-T 细胞的 T 细胞，其细胞毒性较弱，其中可能有大量的低反应性 T 细胞（见第 26 页），它们较难产生强烈的免疫原性反应。患者 T 细胞的状况是否会影响 CAR-T 细胞的增殖能力是一个重要的待研究问题。然而，众所周知的是表达 LAG3（T 细胞低反应性标志物）的 T 细胞比例高的患者更有可能对 CD19 CAR-T 细胞治疗反应不佳。在表达有利于与 T 细胞反应更持久、有效的相关特定分子的条件下培养 CAR-T 细胞或许可行。

另一个导致 CAR-T 疗法失败的原因可能是肿瘤细胞表达的抗原水平不足以让 T 细胞识别。

肿瘤细胞可能完全不表达靶抗原，或者抗原可能因为基因突变而改变。在某些情况下，这种改变是免疫疗法的耐药机制。

越来越多的数据表明，肿瘤抗原的持续存在可能会引发耐药。而关键调节分子如 Janus 激酶（JAK）的突变可能是重要的调节因子。

溶瘤病毒

溶瘤病毒是一种可以特异性感染癌细胞的非致病性病毒，该病毒可以通过 2 种方式杀死癌细胞：

- 病毒感染时细胞代谢过载所导致的先天性的细胞毒性效应。
- 潜在致死性基因产物的表达。

溶瘤病毒经设计可提高肿瘤靶向性以避免感染正常细胞，也可以优化在肿瘤中的分布，尽管其渗透和扩散可能受到限制。病毒也可以被设计为表达细胞因子、辅助刺激分子或抗体，以克服免疫抑制性肿瘤微环境和（或）避免导致快速清除病毒的内源性反应。

Talimogene laherparepvec（T-VEC）是一种可以直接注射到局部晚期不可切除的黑色素瘤中的经基因工程编辑单纯疱疹病毒株。迄今为止，它是唯一被 FDA 和 EMA 批准的溶瘤病毒疗法，它的批准是基于一项Ⅲ期随机对照试验的阳性结果[22]。还有一些其他溶瘤病毒在世界其他地区也得到了批准。

目前，有多个溶瘤病毒疗法正在开发中，包括麻疹病毒、腺病毒、塞卡病毒和新城疫病毒[23, 24]。正在探索的策略是利用免疫检查点抑制剂来增强溶瘤病毒疗效。溶瘤病毒和 ACT 的联合也在探索中。溶瘤病毒疗法产生作用的原理可能是病毒暴露将免疫抑制性肿瘤微环境转变为免疫激活状态，促进 T 细胞激活；也可能是病毒介导的对肿瘤细胞的杀伤导致 TAA 释放，使新抗原特异性 T 细胞被激活。

主动免疫疗法

预防性抗病毒疫苗

部分恶性肿瘤的发生与病毒感染有关（表 3.3），因此抗病毒疫苗也具有预防癌症的潜力。其中，最成功的是乙型肝炎病毒疫苗和人乳头瘤病毒（human papillomavirus, HPV）疫苗。

来自中国台湾地区的数据显示，自 1984 年婴儿普遍接种乙型肝炎疫苗以来，乙型肝炎和肝细胞癌的发病率均有所下降[25]。尽管动物模型已经表明 HPV 疫苗将成为预防 HPV 相关恶性肿瘤发生的一种非常有效的方法，但目前仍仅有一个假设的数据，那就是如果 2020 年全球 HPV 疫苗接种率达到 80%～100%，那么在 2020 年至 2069 年期间可避免 670 万～770 万例宫颈癌发生[26]。

治疗性疫苗

基于树突状细胞的免疫疗法　通常，基于树突状细胞的免

表 3.3 与癌症发展相关的病毒

病　　毒	癌症类型
乙型和（或）丙型肝炎病毒	肝细胞癌
EB 病毒	鼻咽癌、伯基特淋巴瘤
人乳头瘤病毒	宫颈癌、肛门癌、头颈部鳞状细胞癌
人类疱疹病毒 8 型	卡波西肉瘤
人类 T 细胞病毒 1 型	成人 T 细胞白血病和（或）淋巴瘤
默克尔细胞多瘤病毒	默克尔细胞癌
人类免疫缺陷病毒	多种恶性肿瘤

疫疗法涉及从患者或供体的血液中分离单核细胞，并在有诸如粒细胞 - 巨噬细胞集落刺激因子（granulocyte macrophage colony-stimulating factor, GM‑CSF）等药物条件下诱导树突状细胞成熟，使其在体外生长和分化。然后将活化的树突状细胞暴露于 TAA 或编码 TAA 的信使 (m)RNA，再输注到患者体内。

此外，树突状细胞也可以在体外与失活癌细胞融合，形成一种被称为树突状体的混合体。在这 2 种情况下，树突状细胞都携带了 TAA 或 TAA mRNA，可以激发免疫系统产生针对相关抗原的应答。

目前，对如何最合理地进行树突状细胞免疫疗法治疗尚未形成共识[27]。治疗性前列腺癌疫苗 Sipuleucel‑T 是一种个体化的树突状细胞疫苗，于 2010 年被 FDA 批准用于治疗无症状或有轻微症状的转移性去势抵抗性前列腺癌。尽管其批准是基于一项Ⅲ期随机对照试验的阳性结果[28]，但其性价比受到质疑，并因此限制了它的广泛使用[29]。有研究正在探索 Sipuleucel‑T 与治疗性 mAb 联合应用的疗效。

其他基于树突状细胞的疫苗正在进行临床试验，实验的方法是将细胞暴露于肿瘤细胞裂解液中，或装载特异性 TAA 或 MHC-抗原肽复合物[30]。

肽和 DNA 疫苗　抗癌疫苗也可以是基于肽或基于 DNA 的疫苗。

- 基于肽的疫苗：患者暴露于 TAA 肽，同时给予卡介苗（Bacillus Calmette-Guérin, BCG）或脂多糖（lipopolysaccharide, LPS）等佐剂以刺激免疫应答。

- 基于 DNA 的疫苗：将编码了 TAA 的细菌质粒注射到患者体内，它们被体内的天然细胞（包括 APC）摄取后，APC 自身就可以产生抗原以触发免疫应答。

TPIV 200 是一种具有来自叶酸受体 α 的 5 肽的肽疫苗（一种多表位肽疫苗）。虽然叶酸在癌症中的作用尚不清楚，但叶酸受体 α 亚型表现出特异性组织分布，其上调与卵巢癌的进展相关。一项 I 期临床试验表明，接受过乳腺癌或卵巢癌常规治疗且处于无病生存状态的患者，在接种疫苗后，对叶酸受体 α 产生了缓慢免疫应答[31]。TPIV 200 目前正进行卵巢癌和三阴性乳腺癌（triple-negative breast cancer, TNBC）的 II 期临床试验。

人表皮生长因子受体 2（human epidermal growth factor receptor 2, HER 2）是在癌症信号传导通路中被研究得较为深入的蛋白质之一。HER 2 是被动免疫疗法的靶标，如用于治疗乳腺癌的曲妥珠单抗，并且这种方法的有效性还扩展出一些针对源自 HER 2 肽的潜在免疫应答的研究。其中一种多肽疫苗 NeuVax 在安慰剂对照的 III 期临床试验中，作为单一疗法使用时并没有减少乳腺癌复发[32]。所以，目前进行的临床研究将 NeuVax 与曲妥珠单抗联合应用，以对它的疗效进行更深入地评估。此外，还有包含一种或多种 HER 2 肽的疫苗也正处于 I 期和 II 期试验中。

被用于治疗转移性黑色素瘤的抗原糖蛋白（glycoprotein, gp）100疫苗也是被广泛研究的多肽疫苗之一，已启动了多项临床试验，但其试验结果却存在着诸多矛盾之处。在显示临床获益的试验中，该疫苗通常与另一种免疫疗法，如 IL-2 或免疫检查点抑制剂联合应用[1]。

研究人员正在广泛研究个体化疫苗，以期提高疗效。该疫苗需要对全外显子组测序数据进行挖掘，以识别肿瘤特异性"新表位"，从而刺激 TIL。2019 年 Lopes 等人和 2020 年 Malonis 等人发表的综述提示，几种针对癌症表达的免疫原性新表位已被确定，据此开发和定制的癌症疫苗应用于个性化治疗中[33, 34]。

全细胞肿瘤疫苗　是另一种有潜力的治疗方法。此方法是从患者的肿瘤组织中提取肿瘤细胞，将其暴露于紫外线辐射或通过冻融、热休克灭活，使肿瘤细胞能够释放可被 APC 识别的抗原。随后将减毒的肿瘤细胞与适当的佐剂结合并回输至患者体内，以引发免疫应答。全细胞疫苗的优点是能使患者接触肿瘤中表达的全部 TAA，而基于肽或 DNA 的疫苗仅涉及数量有限的肿瘤抗原。

治疗性疫苗的不确定性　包括安全性和有效性问题，尽管临床试验中的安全性数据看起来不错，但仍有诸多有关疗效优化的问题还悬而未决。

- 最佳临床用途是什么：用于治疗晚期癌症，还是作为术后辅助治疗？
- 怎样组合疗效最佳？
- 何为最有效的免疫刺激佐剂？ BCG 和 LPS 等更有效的佐剂可以刺激 Toll 样受体（Toll-like receptor, TLR），从而激活先天性免疫。此外，内源性"警报素"和伴侣蛋白，包括热休克蛋白（heat shock protein, HSP），可以激活适应性和先天性免疫并增强疫苗治疗的活性，有研究正对这些物质的用途进行评估。Oncophage 是一种自体 HSP 疫苗，在黑色素瘤和肾细胞癌中均启动了Ⅲ期临床试验，但 2 个研究得到的数据并不一致。

- 何时是进行疫苗治疗的最佳时机？应该以何种频率和间隔进行疫苗接种？

细胞因子

尽管一些细胞因子已经在欧洲和美国被批准作为独立疗法，但在一般情况下，免疫刺激性细胞因子通常作为佐剂以增强其他免疫疗法的疗效（表 3.4）。

IL-12 既能激活先天性免疫（NK 细胞），也能激活适应性免疫（细胞毒性 T 细胞），并已进行了临床前和早期临床试验，然而，迄今为止的研究结果令人失望[35]。目前，为解决安全性和有效性方面的问题，针对基于 IL-12 的工程化设计仍在进行中。例如，正在研究的 NHS-IL12 包含 2 个 IL-12 异二聚体，它们能够与针对肿瘤坏死区域的人 IgG1 抗体 NHS76 融合。这种结构使 IL-12 可以靶向肿瘤坏死区域，且可能引发肿瘤组织的检查点抑制（见第 4 章）[36]。

表 3.4　在欧洲和（或）美国被批准用于癌症免疫疗法的免疫刺激性细胞因子

细胞因子	适应证
重组人白介素-2（阿地白介素）	转移性黑色素瘤、肾细胞癌
重组干扰素-α2b	黑色素瘤、毛细胞白血病、艾滋病相关性卡波西肉瘤、滤泡性淋巴瘤、宫颈上皮内瘤样病变
重组干扰素-α2a	毛细胞白血病、费城染色体阳性慢性髓细胞白血病（诊断后 1 年内）

细胞因子抗体和靶向制剂

IL-6 是一种促炎性细胞因子，在树突状细胞和 B 细胞转化为浆细胞的过程中发挥着关键作用，而该过程可产生抗体。此外，其在辅助性 T 细胞的功能调节中也发挥了重要作用。在癌症中，IL-6 可发挥以下重要作用：

- 髓源性抑制细胞（myeloid-derived suppressor cell, MDSC）的分化。
- 调节肿瘤干细胞自我更新。
- 抑制细胞凋亡，进而促进肿瘤生长和进展。
- 促进血管生成。
- 导致癌症恶病质综合征[37]。

IL-6 与耦合 gp130 的 IL-6 受体结合并激活 JAK/STAT（Janus 激酶 / 信号转导因子和转录激活因子信号途径）信号通路，发生信号传导。针对 IL-6 的抗体已被成功用于治疗炎性疾病，如类风湿关节炎（rheumatoid arthritis, RA）。托珠单抗已在 FDA 注册用于治疗成人和青少年 RA。IL-6 治疗性抗体已经在癌症患者中进行了临床试验，其中包括癌症恶病质综合征管理的研究。

也有其他的癌症疗法靶向 JAK/STAT 信号传导途径。然而，尽管 JAK1 和（或）JAK2 抑制剂芦可替尼在标准治疗失败的胰腺癌患者和 C 反应蛋白浓度升高患者的 II 期临床试验中取得了令人鼓舞的结果[38]，但这 2 项研究的 III 期临床试验均未获得阳性结果[39]。

此外，靶向介导集落刺激因子（colony-stimulating factor, CSF）作用的 CSF 受体的抗体已在研究中。这种细胞因子能影响恶性肿瘤中树突状细胞和骨髓细胞功能，并且 CSF 受体在许多癌症中均存在过表达。一种 CSF1 受体的小分子抑制剂 Pexidartinib 在腱鞘巨细胞瘤中过表达；并且基于 ENLIVEN 研究[40]的结果，于 2019 年

8 月被 FDA 批准用于治疗部分成人腱鞘巨细胞瘤患者。其他的小分子抑制剂也正在开发中，如靶向 CSF 受体的 mAb[41]。

免疫调节 mAb

与先前描述的 mAb 疗法相反，免疫调节 mAb 通过改变免疫系统各部分的功能发挥作用，从而引发新的免疫应答或恢复现有应答。此类 mAb 有以下几种作用方式：

- 免疫检查点阻断，包括通过 PD-1 受体（例如帕博利珠单抗、纳武利尤单抗、阿替利珠单抗）或 CTLA-4（例如伊匹木单抗）途径发挥作用的药物。
- 激活免疫效应细胞表面上的共刺激受体，诸如 OX40。
- 中和肿瘤微环境中产生的免疫抑制因子，如 TGF-β。

目前在欧盟和美国，只有免疫检查点抑制剂被批准应用于临床，因为它们被证明可以在 II 期或 III 期随机临床试验中获益。它们的临床开发和应用将在第 4 章中详细介绍。

免疫抑制代谢抑制剂

IDO 是代谢途径中将色氨酸转化为犬尿氨酸的限速酶。IDO 具有较强的免疫抑制作用，这可能是由于其可导致 T 细胞中色氨酸耗竭和促进肿瘤细胞的免疫逃逸。

许多小分子 IDO 抑制剂正在进行临床试验研究，包括 indoximod、navoximod、epacadostat 和 BMS-986205。indoximod 和检查点抑制剂帕博利珠单抗联合应用的 II 期试验已经在晚期黑色素瘤患者中取得了令人鼓舞的结果[42]。然而，在黑色素瘤患者中进行的 III 期临床试验 ECHO-301 显示，epacadostat 与帕博利珠单抗联合应用跟帕博利珠单抗单药相比，并未改善无进展生存期（progression-free survival, PFS）或总生存期（overall survival, OS）[43]。

模式识别受体（PRR）激动剂

PRR 是一类可识别多种危险信号的蛋白质，这些信号包括微生物相关分子模式（microbe-associated molecular pattern, MAMP），如细菌 LPS，以及损伤相关分子模式（damage-associated molecular pattern, DAMP），如线粒体 DNA。PRR 包括 TLR 和核苷酸结合寡聚化结构域（nucleotide-binding oligomerization domain, NOD）样受体（nucleotide-binding oligomerization domain-like receptor, NLR）。PRR 在对病原体的免疫应答以及化疗、放疗或免疫疗法后再次激活抗癌免疫应答中发挥重要作用。

多个 PRR 激动剂已被批准用于癌症治疗，包括：

- BCG。
- 单磷酸基脂质 A，一种用于抗 HPV 的疫苗的 LPS 衍生物。
- 咪喹莫特，一种触发 TLR7 信号传导的药物，用于治疗表浅型基底细胞癌。

BCG 是一种牛分枝杆菌的减毒活菌。牛分枝杆菌是一种生长缓慢的细菌，可引起牛结核病和人畜共患结核病。它于 1921 年作为预防结核病的疫苗被引入，并一直沿用至今，是世界上使用最广泛的疫苗。

BCG 通过招募和激活免疫细胞（包括 CD4+ T 细胞）发挥抗癌作用，这些免疫细胞可以杀灭已经内化 BCG 的癌细胞。BCG 还可增加单核细胞数量，促进促炎和抗炎细胞因子的产生，以及促进未受刺激的细胞中 IFN-γ 分泌的水平。临床上，BCG 用于膀胱灌注辅助治疗以预防局部（非肌层浸润）膀胱癌复发。

尽管膀胱刺激、不适和发热等不良反应很常见，但严重不良事件并不常见（因毒性停止治疗的患者不足 8%）。通过药物减量和应用抗炎药物即可有效控制明显的不良反应[44]。

免疫原性细胞死亡的诱导剂

某些形式的化疗或放疗可以刺激恶性肿瘤细胞表达与 APC 结合的 DAMP，通过被称为免疫原性细胞死亡（immunogenic cell death, ICD；图 3.6）的过程来诱发肿瘤特异性免疫应答。已有可以诱导 ICD 的化疗药物包括多柔比星和蒽环类药物、博来霉素、奥沙利铂、环磷酰胺和硼替佐米。

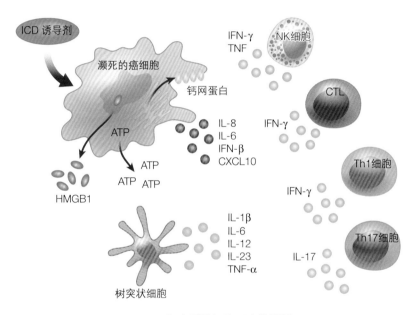

图 3.6　**免疫原性细胞死亡的诱导**

诱导剂触发释放损伤相关分子模式和炎性细胞因子，这些细胞因子向树突状细胞和 NK 细胞发出信号，使树突状细胞和 NK 细胞释放效应细胞因子。因此，T 细胞分化为细胞毒性淋巴细胞（CTL）或 Th1/Th17 细胞，释放额外的效应细胞因子。

评估肿瘤免疫治疗的获益和风险

由于常规治疗所用的标准通常不能直接用于免疫治疗，所以评估肿瘤免疫治疗的获益和风险可能具有一定的挑战性。

疗效评估

肿瘤免疫治疗的一个关键问题是，按照传统的实体瘤临床疗效评价标准（response evaluation criteria in solid tumors, RECIST）未显示客观缓解的患者仍有生存获益的可能。不同患者对免疫疗法的反应可能存在差异：部分患者可能表现出初始有效或病情稳定，但另一些患者可能因为需要恢复 T 细胞反应而出现延迟反应，T 细胞反应恢复的过程需要多种其他免疫细胞相互作用。部分患者在治疗的初始阶段确实存在假性进展，这是因为重新激活的 T 细胞浸润到肿瘤中并导致炎症，引起肿瘤明显增大。

基于这些原因，已经制定了一套免疫相关反应标准（immune-related response criteria, irRC），涉及 4 种反应模式：

- 基线病灶缩小，与常规化疗或靶向药物治疗后观察到的变化相似，没有出现新的病变。
- 病情持久稳定，随后一些患者的肿瘤负荷可能会缓慢、稳定地下降。
- 肿瘤负荷初始增加后出现缓解。
- 在出现新病变的情况下出现缓解。

irRC 与 RECIST 相比增加了一个有治疗应答和生存获益的分组。免疫相关实体肿瘤的疗效评价标准可用于识别一种在其他病灶减小的同时，又出现小的新病灶的状态，这种状态被描述为"临床上不显著进展疾病"。这种标准也可以解释假性进展[45]。2018 年发表的一项关于免疫相关实体肿瘤的疗效评价标准的指南，制定了用于肿瘤免疫治疗试验的标准。指南以 RECIST1.1 为基础。前缀是"i"，表示免疫。表 3.5 概述了肿瘤免疫治疗标准中定义的反应类别。

表 3.5 免疫相关反应标准的分类比较

免疫相关反应标准 （irRC）	免疫相关实体肿瘤疗效评价标准 （irRECIST）	免疫实体肿瘤疗效评价标准 （iRECIST）
免疫相关 / 免疫完全反应（irCR/iCR）		
在连续 2 次观察中，所有病灶消失间隔 4 周	非淋巴结病灶完全消退，淋巴结短轴 <10 mm 无需确认	非淋巴结病灶完全消退，淋巴结短轴 <10 mm 无新病灶
免疫相关 / 免疫部分反应（irPR/iPR）		
在间隔 ≥ 4 周的 2 次观察中，肿瘤负荷与基线相比减少 ≥ 50%	肿瘤负荷减少 ≥ 30%	肿瘤负荷减少 ≥ 30%
免疫相关 / 免疫稳定疾病（irSD/iSD）		
非 irCR/irPR/irPD	非 irCR/irPR/irPD	非 iCR/iPR/iUPD/iCPD
免疫相关 / 免疫进展疾病（irPD/iPD）		
在 2 次连续观察中，肿瘤负荷比最低值（在任何单个时间点）增加 ≥ 25% 间隔 ≥ 4 周 新病灶	肿瘤负荷比最低值增加 ≥ 20%，最小绝对增加 5 mm 新病灶 需要在 ≥ 4 周后通过后续扫描确认 PD，以检测延迟反应	iUPD：存在新的可测量 / 不可测量病灶，或肿瘤负荷比最低值增加 ≥ 20% iUPD 的 iCPD 确认，靶病灶或新靶病灶的大小增加 ≥ 5 mm，非靶病灶或新非靶病灶的增加或新病灶的数量增加

iCPD，免疫证实的进展；iUPD，免疫未经证实的进展。（摘自 Somarouthu 等人，2018[45]）

评估安全性和耐受性

　　某些免疫疗法，尤其是免疫检查点抑制剂，常与免疫相关的不良事件有关，如疲劳、腹泻、恶心和肝肾功能异常（图 3.7）。这些不良事件的表现大多类似于常规化疗中所出现的不良事件，但它们的病因有所不同：常规化疗中的不良事件通常反映了健康组织出现了细胞毒性，而免疫疗法中的不良事件往往反映了免疫疗法对免疫系统的作用。例如，与免疫疗法相关的腹泻可能是由于胃肠道相关反应或自身抗原–抗体反应。

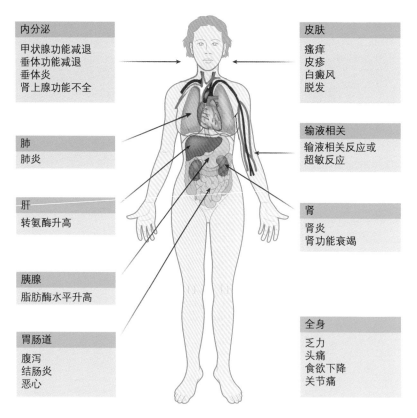

图 3.7　免疫相关不良事件（摘自克里默，2014[8]）

此类不良事件需要谨慎管理，因为尽管大多数不良事件的严重程度为轻度或中度，但如果不能将其识别为免疫相关事件，可能会导致管理不善，甚至可能出现潜在的严重或危及生命的后果。例如免疫相关结肠炎引起的腹泻，如果不治疗，可能会反复发作，进而导致肠道穿孔。

对患者进行有关此类不良事件的教育至关重要：应提醒患者不要忽视"轻微"或"轻度"症状，而应尽快寻求医疗建议。出现严重免疫相关不良事件的患者应尽快寻求肿瘤医生、专科医生、急诊科和重症监护医生等多学科人员的专业救助。

在极少数情况下，mAb 或双特异性 T 细胞结合蛋白用药或进行 CAR-T 治疗会引起炎症细胞因子释放，进而导致细胞因子释放综合征（cytokine release syndrome, CRS）发生。该综合征的特点是在输注抗体期间或输注抗体后立即出现全身或某个器官相关症状（表 3.6）。CRS 通常可以对症治疗，但在严重情况下，可能需要给予直接对抗 IL-6 的 mAb，如托珠单抗，以逆转炎症过程。

表 3.6 细胞因子释放综合征的症状

全身症状	器官相关症状	实验室检查
• 发热	• 少尿	• 低钾血症
• 寒战	• 支气管痉挛	• 尿素增加
• 头痛	• 呼吸困难	• GFR 降低
• 乏力	• 低血压	• 血液计数改变、凝血检查改变；或两者兼有
• 肌痛	• 心动过速	• CRP、降钙素原升高；或两者兼有
• 关节痛	• 心律失常	
• 背部或腹部疼	• 意识模糊	
	• 红斑	
	• 荨麻疹	
	• 瘙痒	

CRP，C 反应蛋白；GFR，肾小球滤过率。

本章要点

- 免疫疗法包含针对不同免疫靶点的多种方法。

- 不同肿瘤对免疫治疗的潜在敏感性取决于该肿瘤的免疫原性，这与肿瘤细胞内的体细胞突变率有关。

  - 皮肤癌、肺癌、膀胱癌和胃癌的突变率最高，因此，这类肿瘤对免疫疗法更敏感。

- 免疫疗法通常分为被动免疫疗法和主动免疫疗法，这取决于它们激活针对肿瘤细胞的免疫反应的能力。

  - 被动免疫疗法包括肿瘤靶向单克隆抗体、过继细胞转移和溶瘤病毒。

  - 主动免疫疗法包括基于树突状细胞的疗法、疫苗、免疫调节性单克隆抗体（免疫检查点抑制剂）和模式识别受体激动剂。

- 传统癌症治疗中采用的疗效标准不能直接应用于免疫治疗。

  - 在缺乏客观反应情况下，根据常规评价标准评估的患者生存获益可能会增加，因此需要免疫相关反应标准。

- 免疫相关不良事件通常是由 T 细胞活化失控引起的自身免疫炎症。

  - 应及时处理不良事件，以防病情加重而对机体产生进一步的伤害，让患者了解相关知识至关重要。

- 理论上，规避肿瘤细胞的免疫逃逸机制可以增强特定疗法的治疗效果，如靶向治疗。试验性证据支持某些联合治疗方案，而其他有效的治疗方案正在探索中。

参考文献

1. Kamta J, Chaar M, Ande A, et al. Advancing cancer therapy with present and emerging immuno-oncology approaches[J]. Front Oncol, 2017, 7: 64.

2. Messerschmidt JL, Prendergast GC, Messerschmidt GL. How cancers escape immune destruction and mechanisms of action for the new significantly active immune therapies: helping nonimmunologists decipher recent advances[J]. Oncologist, 2016, 21(2): 233 – 243.

3. Ehrlich P. Über den jetzigen Stand der Karzinomforschung[J]. Ned Tijdschr Geneeskd, 1909, 5: 273 – 290.

4. Thomas L. Discussion. In: Cellular and Humoral Aspects of the Hypersensitive States[M]. Lawrence HS, ed. New York: Hoeber-Harper, 1959: 529 – 532.

5. Burnet M. Cancer – a biological approach[J]. Br Med J, 1957, 1: 779 – 786.

6. Dunn GP, Bruce AT, Ikeda H, et al. Cancer immunoediting: from immunosurveillance to tumor escape[J]. Nat Immunol, 2002, 3: 991 – 998.

7. Leach DR, Krummel MF, Allison JP. Enhancement of antitumor immunity by CTLA-4 blockade. Science 1996; 271: 1734 – 1736.

8. Kreamer KM. Immune checkpoint blockade: a new paradigm in treating advanced cancer[J]. J Adv Pract Oncol, 2014, 5(6): 418 – 431.

9. Wang J, Yuan R, Song W, et al. PD-1, PD-L1 (B7-H1) and tumor-site immune modulation therapy: the historical perspective[J]. J Hematol Oncol, 2017, 10(1): 34.

10. The Nobel Prize in Physiology or Medicine 2018. www.nobelprize.org/prizes/medicine/2018/summary, last accessed 13 October 2020.

11. Rajasagi M, Shukla SA, Fritsch EF, et al. Systematic identification of personal tumorspecific neoantigens in chronic lymphocytic leukemia[J]. Blood, 2014, 124: 453 – 462.

12. Lawrence MS, Stojanov P, Polak P, et al. Mutational heterogeneity in cancer and the search for new cancer-associated genes[J]. Nature, 2013,

499: 214−218.

13. Galluzzi L, Vacchelli E, Bravo-San Pedro JM, et al. Classification of current anticancer immunotherapies[J]. Oncotarget, 2014, 5(24): 12472−12508.

14. Heslop HE, Slobod KS, Pule MA, et al. Long-term outcome of EBV-specific T-cell infusions to prevent or treat EBV-related lymphoproliferative disease in transplant recipients[J]. Blood, 2010, 115: 925−935.

15. Krause A, Guo H-F, Latouche J-B, et al. Antigen-dependent CD28 signaling selectively enhances survival and proliferation in genetically modified activated human primary T lymphocytes[J]. J Exp Med, 2002, 188: 619−626.

16. Maher J, Brentjens RJ, Gunset G, et al. Human T-lymphocyte cytotoxicity and proliferation directed by a single chimeric TCRζ/CD28 receptor[J]. Nat Biotechnol, 2002, 20: 70−75.

17. Brentjens RJ, Latouche J-B, Santos E, et al. Eradication of systemic B cell tumors by genetically targeted human T lymphocytes co-stimulated by CD80 and interleukin-15[J]. Nat Med, 2003, 9: 279−286.

18. Martinez M, Moon EK. CAR T cells for solid tumors: new strategies for finding, infiltrating, and surviving in the tumor microenvironment[J]. Front Immunol, 2019, 10: 128.

19. Shah N, Chari A, Scott E, et al. B-cell maturation antigen (BCMA) in multiple myeloma: rationale for targeting and current therapeutic approaches[J]. Leukemia, 2020, 34: 985−1005.

20. Moon EK, Carpenito C, Sun J, et al. Expression of a functional CCR2 receptor enhances tumor localization and tumor eradication by retargeted human T cells expressing a mesothelin-specific chimeric antibody receptor[J]. Clin Cancer Res, 2011, 17: 4719−4730.

21. Cheng J, Zhao L, Zhang Y, et al. Understanding the mechanisms of resistance to CAR T-cell therapy in malignancies[J]. Front Oncol, 2019,

9: 1237.

22. Andtbacka RH, Kaufman HL, Collichio F, et al. Talimogene laherparepvec improves durable response rate in patients with advanced melanoma[J]. J Clin Oncol, 2015, 33: 2780–2788.

23. Zheng M, Huang J, Tong A, et al. Oncolytic viruses for cancer therapy: barriers and recent advances[J]. Mol Ther Oncolytics, 2019, 15: 234–247.

24. Russell L, Peng KW. The emerging role of oncolytic virus therapy against cancer[J]. Chin Clin Oncol, 2018, 7: 16.

25. Chang MH, Chen CJ, Lai MS, et al. Universal hepatitis B vaccination in Taiwan and the incidence of hepatocellular carcinoma in children. Taiwan Childhood Hepatoma Study Group[J]. N Engl J Med, 1997, 336(26): 1855–1859.

26. Simms KT, Steinberg J, Caruana M, et al. Impact of scaled up human papillomavirus vaccination and cervical screening and the potential for global elimination of cervical cancer in 181 countries, 2020–99: a modelling study[J]. Lancet Oncol, 2019, 20: 394–407.

27. Sabado RL, Balan S, Bhardwaj N. Dendritic cell-based immunotherapy[J]. Cell Res, 2017, 27: 74–95.

28. Kantoff PW, Higano CS, Shore ND, et al. Sipuleucel-T immunotherapy for castration-resistant prostate cancer[J]. N Engl J Med, 2010, 363: 411–422.

29. Rinde M. Sipuleucel-T shows potential with new trial data, but questions regarding clinical relevance remain. Targeted Oncology.www.targetedonc.com/view/sipuleucelt-shows-potential-with-new-trial-data-but-questions-regarding-clinical-relevance-remain, last accessed 14 October 2020.

30. Huber A, Dammeijer F, Aerts JGJV, et al. Current state of dendritic cell-based immunotherapy: opportunities for in vitro antigen loading of different DC subsets?[J]. Front Immunol, 2018, 9: 2804.

31. Kalli KR, Block MS, Kasi PM, et al. Folate receptor alpha peptide vaccine generates immunity in breast and ovarian cancer patients[J]. Clin Cancer Res, 2018, 24: 3014−3025.

32. Mittendorf EA, Lu B, Melisko M, et al. Efficacy and safety analysis of nelipepimut-s vaccine to prevent breast cancer recurrence: a randomized, multicenter, phase III clinical trial[J]. Clin Cancer Res, 2019, 25: 4248−4254.

33. Malonis RJ, Lai JR, Vergnolle O. Peptide-based vaccines: current progress and future challenges[J]. Chem Rev, 2020, 120: 3210−3229.

34. Lopes A, Vandermeulen G, Préat V. Cancer DNA vaccines: current preclinical and clinical developments and future perspectives[J]. J Exp Clin Cancer Res, 2019, 38: 146.

35. Portielje JE, Lamers CH, Kruit WH, et al. Repeated administrations of interleukin (IL)-12 are associated with persistently elevated plasma levels of IL-10 and declining IFN-gamma, tumor necrosis factor-alpha, IL-6, and IL-8 responses[J]. Clin Cancer Res, 2003, 9: 76−83.

36. Strauss J, Heery CR, Kim JW, et al. First-in-human phase i trial of a tumor-targeted cytokine (NHS-IL12) in subjects with metastatic solid tumors[J]. Clin Cancer Res, 2019, 25: 99−109.

37. Yao X, Huang J, Zhong H, et al. Targeting interleukin-6 in inflammatory autoimmune diseases and cancers[J]. Pharmacol Ther, 2014, 141: 125−139.

38. Hurwitz HI, Uppal N, Wagner SA, et al. Randomized, double-blind, Phase II study of ruxolitinib or placebo in combination with capecitabine in patients with metastatic pancreatic cancer for whom therapy with gemcitabine has failed[J]. J Clin Oncol, 2015, 33: 4039−4047.

39. Hurwitz H, Van Cutsem E, Bendell JC, et al. Two randomized, placebo-controlled phase 3 studies of ruxolitinib (Rux)+capecitabine (C) in patients (pts) with advanced/metastatic pancreatic cancer (mPC) after failure/intolerance of first-line chemotherapy: JANUS 1 (J1) and JANUS

2 (J2)[J]. J Clin Oncol, 2017, 35(suppl 4): 343.

40. Tap WD, Gelderblom H, Palmerini E, et al. Pexidartinib versus placebo for advanced tenosynovial giant cell tumour (ENLIVEN): a randomised phase 3 trial[J]. Lancet, 2019, 394: 478–487.

41. Cannarile MA, Weisser M, Jacob W, et al. Colony-stimulating factor 1 receptor (CSF1R) inhibitors in cancer therapy[J]. J Immunother Cancer, 2017, 5: 53.

42. Zakharia Y, McWilliams R, Shaheen M, et al. Interim analysis of the Phase 2 clinical trial of the IDO pathway inhibitor indoximod in combination with pembrolizumab for patients with advanced melanoma. Presented at the 107th Annual Meeting of the American Association for Cancer Research (AACR), 1–5 April 2017; Washington, DC. Abstract CT117.

43. Long GV, Dummer R, Hamid O, et al. Epacadostat plus pembrolizumab versus placebo plus pembrolizumab in patients with unresectable or metastatic melanoma (ECHO-301/KEYNOTE-252): a phase 3, randomised, double-blind study[J]. Lancet Oncol, 2019, 20: 1083–1097.

44. Martínez-Piñeiro JA, Jiménez León J, Martínez-Piñeiro L Jr, et al. Bacillus Calmette-Guerin versus doxorubicin versus thiotepa: a randomized prospective study in 202 patients with superficial bladder cancer[J]. J Urol, 1990, 143(3): 502.

45. Somarouthu B, Lee SI, Urban T, et al. Immune-related tumour response assessment criteria: a comprehensive review[J]. Br J Radiol, 2018, 91: 20170457.

免疫检查点抑制剂的临床应用

近年来，以 PD-1 受体及其配体 PD-L1 和 CTLA-4 为靶点的免疫检查点抑制剂的临床开发取得了前所未有的进展。本章将讨论以这些免疫检查点为靶点来开发免疫检查点抑制剂的理论，以及与此类药物相关的临床应用经验。

免疫检查点分子

免疫检查点分子是在激活的 T 细胞和其他免疫细胞上表达的细胞表面受体。它们通常在适应性免疫系统的控制过程中起着共同抑制的作用，从而预防自身免疫性疾病的发生。

CTLA-4

CTLA-4 是第一个被发现的由免疫细胞（特别是已敏感暴露于抗原的 T_{reg} 细胞和激活的 T 细胞）表达的免疫检查点分子。当与 APC 上的 CD80（B7-1）和 CD86（B7-2）结合时，CTLA-4 就像一个关闭的开关，可下调免疫反应（图 4.1）。

PD-1

PD-1 是另一个由活化 T 细胞、B 细胞和巨噬细胞表达的免疫检查点分子。PD-1 信号可能通过与配体 PD-L1（B7-H1）和 PD-L2（B7-DC）中的 1 个或者 2 个结合来抑制 T 细胞的激活。如第 2 章所述，PD-L1 和（或）PD-L2 可能由肿瘤微环境中的肿

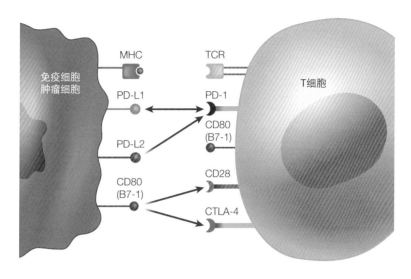

图 4.1　免疫检查点分子

免疫检查点分子是在激活的 T 细胞和其他免疫细胞上表达的细胞表面受体。当 T 细胞激活时，T 细胞表面会表达 PD-1 和 CTLA-4 受体。PD-1 和 CTLA-4 受体分别与肿瘤细胞上的 PD-L1/2 或 CD80/CD86 结合时，可抑制正常的免疫反应，从而阻止对肿瘤的攻击。因此，采用 mAb 阻断这些通路可防止 T 细胞功能受到抑制，并增强抗肿瘤免疫力。

瘤细胞和免疫细胞表达，从而抑制 T_{eff} 细胞并阻止对癌症产生充分的免疫应答（见图 4.1）。

检查点抑制

　　因此，CTLA-4、PD-1 和 PD-L1 是值得关注的治疗靶点，通过 mAb 实现的抑制检查点抑制有助于激活 T 细胞功能，以识别并攻其癌细胞。"松开刹车以使一辆快车加速"的比喻被广泛用于解释此作用机制。

针对 PD-1 和（或）PD-L1 的抗体

　　这是目前药物开发最多的领域之一，许多制药公司都对此类药物有着充分的研究，并且有很多针对 PD-1 或 PD-L1 的 mAb 药物正在进行后期临床研究。表 4.1 总结了已获 FDA 批准的药物。

帕博利珠单抗和纳武利尤单抗的适应证最广泛，它们主要是针对 T 细胞表面 PD-1 的 mAb。阿维鲁单抗、度伐利尤单抗和阿替利珠单抗阻断的是位于肿瘤细胞表面的 PD-L1。虽然这些药物在不同的肿瘤之间，临床疗效有一定差异，但几乎没有证据表明这些药物在临床活性和毒性方面有明显的差异。

表 4.1　已获 FDA 批准的 PD-1 和（或）PD-L1mAb 适应证的瘤种 *

PD-1 阻断抗体

纳武利尤单抗（人 IgG4）

- 黑色素瘤
- NSCLC
- 恶性胸膜间皮瘤
- RCC
- 经典霍奇金淋巴瘤
- 头、颈部鳞状细胞癌
- 尿路上皮癌
- 结直肠癌
- HCC
- 食管鳞状细胞癌

帕博利珠单抗（人 IgG4）

- 黑色素瘤
- NSCLC
- SCLC
- 头、颈部鳞状细胞癌
- 经典霍奇金淋巴瘤
- 原发性纵隔大 B 细胞淋巴瘤
- 尿路上皮癌
- MSI-H 或 dMMR 实体肿瘤
- 胃癌
- 食管癌
- 子宫颈癌
- HCC
- 默克尔细胞癌
- RCC
- 子宫内膜癌
- TMB-H 癌
- TMB-H 的结直肠癌
- 皮肤鳞状细胞癌
- 三阴性乳腺癌

续 表

PD-1 阻断抗体

西米普利单抗（人 IgG4）

- 皮肤鳞状细胞癌
- 基底细胞癌
- NSCLC

PD-L1 阻断抗体

阿维鲁单抗（人 IgG1λ）

- 默克尔细胞癌
- 尿路上皮癌
- RCC

度伐利尤单抗（人 IgG1κ）

- NSCLC
- SCLC

阿替利珠单抗（人 IgG1）

- 尿路上皮癌
- NSCLC
- 三阴性乳腺癌
- SCLC
- HCC
- 黑色素瘤

dMMR，错配修复缺陷；HCC，肝细胞癌；MSI-H，高微卫星不稳定性；NSCLC，非小细胞肺癌；RCC，肾细胞癌；SCLC，小细胞肺癌；TMB，肿瘤突变负荷。

* 在撰写本文时，请参考处方信息或 FDA 紫皮书，以了解具体的适应证和更新

靶向 CTLA-4 的抗体

靶向 CTLA-4 的 mAb 伊匹木单抗已被 FDA 批准与纳武利尤单抗联合使用来治疗多种癌症（见第 69 页）。截至本文撰写时，伊匹木单抗还有以下单药使用指征：

- 年龄在 12 岁及以上的不可切除或转移性黑色素瘤患者。
- 已经进行了完全切除，包括全淋巴结切除的累及区域淋巴结超过 1 mm 的皮肤黑色素瘤患者的辅助治疗。

曲美木单抗是另一种抗 CTLA-4 的 mAb，正在以单药及联合用药的方式在多种癌症中开展临床试验。到目前为止，曲美木单抗还没有获批的适应证。

靶向 PD-1、PD-L1 和 CTLA-4 的抗体的临床活性

截至本文撰写时，检查点抑制剂的Ⅲ期研究结果参见附录。

恶性黑色素瘤

恶性黑色素瘤的治疗数据是最成熟的。传统的研究终点，如反应率及中位 PFS 和 OS，并不能反映检查点抑制剂的真正治疗价值。更为重要的终点是患者没有活动性恶性肿瘤的长期存活的比例，即所谓的"拖尾效应"。靶向于 PD-1 的抗体比抗 CTLA-4 药物活性更高，尽管二者联合使用时毒性增加，但可提高长期生存率[1]。部分脑转移患者通过这种治疗方法可获得长期效应[2]。

非小细胞肺癌

在接受二线治疗的非小细胞肺癌（non-small-cell lung cancer, NSCLC）患者中，相较于化疗，PD-1 和（或）PD-L1 mAb 单药治疗可延长中位生存期约 3 个月[3]。其对 PD-L1 低表达或无表达的患者也部分有效，且对肿瘤 PD-L1 表达水平高的患者反应率更高。

纳武利尤单抗或帕博利珠单抗联合化疗作为一线治疗的临床研究显示了相互矛盾的结果，可能是因为不同的试验在对患者选择的标准上有差异。与化疗相比，帕博利珠单抗在肿瘤细胞 PD-L1 表

达率≥ 50% 的患者中的反应率更高（45% vs 28%），中位 PFS 延长了 4 个月（10 个月 vs 6 个月），并且在 6 个月时 OS 更高（80% vs 72%）[4]。相比之下，对肿瘤 PD-L1 表达≥ 5% 的患者，纳武利尤单抗与标准化疗相比没有 PFS 或 OS 获益[5]。此外，在黑色素瘤脑转移患者中观察到获益[6]。

研究结果显示在一线化疗中加入帕博利珠单抗可改善转移性 NSCLC 患者的 OS[7, 8]。同样地，伊匹木单抗和（或）纳武利尤单抗组合在一线治疗中单独使用或与化疗一起使用，均可改善患者的生存率[9, 10]。

在贝伐珠单抗联合紫杉醇和（或）卡铂治疗转移性非鳞 NSCLC 的基础上加阿替利珠单抗，可使 OS 提高 4.5 个月。无论 PD-L1 状态如何，加用阿替利珠单抗都能获益，具有 EGFR 和 ALK 突变的患者用免疫疗法治疗也显示出获益[11]。

在 PD-L1 高表达（肿瘤细胞中≥ 50% 细胞表达，免疫细胞中≥ 10% 细胞表达）的转移性 NSCLC 患者中，单药阿替利珠单抗与一线化疗相比，也显示出更好的 OS（20 个月 vs 13 个月）[12]。因此，IO 单用或联合化疗已成为转移性 NSCLC 标准一线治疗。

小细胞肺癌

小细胞肺癌（small-cell lung cancer, SCLC）的传统治疗疗效欠佳，而抗 PD-L1 免疫疗法联合含铂双药化疗（IMpower 133 中的阿替利珠单抗和 CASPIAN 中的度伐利尤单抗）已被证实可显著改善 SCLC 患者的 PFS 和 OS[13, 14]。阿替利珠单抗和度伐利尤单抗与含铂双药化疗联合已被批准用于广泛期 SCLC 患者的一线治疗。

泌尿系统恶性肿瘤

在帕博利珠单抗和纳武利尤单抗作为尿路上皮癌和肾细胞癌二

线治疗的随机临床试验中，反应率和生存率与标准疗法相比都有所提高[15, 16]。尽管阿替利珠单抗在一项Ⅲ期研究中没有显示出OS获益（IMvigor 211），但它在Ⅱ期临床研究中显示出较化疗更好的疗效和更轻的毒性[17]。

相比之下，在使用伊匹木单抗治疗去势抵抗性前列腺癌的男性患者中，并未观察到明显获益[18, 19]。相关临床试验仍在进行中，包括免疫检查点抑制剂与第二代非甾体抗雄激素、多聚腺苷二磷酸核糖聚酶［poly（ADP-ribose）polymerase, PARP］抑制剂或化疗的组合应用。

胃肠道恶性肿瘤

尚无研究证实检查点抑制剂对胰腺癌患者或微卫星稳定的结直肠癌患者有确切的疗效。然而，在Ⅱ期临床实验中，26%～50%高微卫星不稳定性（high microsatellite instability, MSI-H）的结直肠癌患者对检查点抑制剂有反应，且有证据证明一些患者会出现长期反应；Ⅲ期临床试验正在进行中[20]。

检查点抑制剂在治疗肝细胞癌、食管癌和胃癌方面也有令人鼓舞的结果，进一步研究正在进行中。PD-1和（或）PD-L1抑制剂与常规治疗联合方案治疗胃癌的疗效和安全性研究正在进行。

头颈部恶性肿瘤

研究证明，纳武利尤单抗治疗经铂类化疗后复发的头颈部鳞状细胞癌患者时的反应率和OS稍优于标准化疗[21]。一项Ⅱ期多队列研究显示帕博利珠单抗治疗存在长期疗效，其Ⅲ期临床研究正在进行中。而另一项研究表明，度伐利尤单抗单用或度伐利尤单抗与抗CTLA-4 mAb曲美木单抗联用这两种方案的疗效均未优于化疗[22]。

淋巴瘤

纳武利尤单抗和帕博利珠单抗在治疗霍奇金淋巴瘤和非霍奇金淋巴瘤患者时都显示出令人鼓舞的高反应率和长期疗效。然而，还需要进一步研究以确定这些药物在这些疾病中的最佳用法。

默克尔细胞癌

默克尔细胞癌（Merkel cell cancer, MCC）是一种不常见的侵袭性皮肤病，可能与默克尔细胞多瘤病毒有关，经历过强日光照射的老年人也可能罹患该病。阿维鲁单抗是第一个被批准用于晚期 MCC 的药物，此前的 Javelin Merkel 200 研究涉及 88 名化疗后进展的Ⅳ期 MCC 患者，阿维鲁单抗治疗的有效率为 33%[23]。该有效率在 2 年的随访期中保持不变，2 年生存率达 36%[24]。1/3 的患者出现了客观反应，最重要的是，这些反应是长期的，有一半的患者病情持续缓解，1/3 的患者在 1 年和 2 年后仍存活。

研究表明，使用 PD-1 和（或）PD-L1 抑制剂治疗 MCC，在起始 4～8 周内客观有效率达 50%～70%，显示出良好应用前景[25]。

间皮瘤

PD-L1 高表达与间皮瘤非上皮性组织学特性以及患者生存期减少有关。一项关于帕博利珠单抗的Ⅱ期研究表明，其在 25 名化疗后进展的患者中，反应率为 24%[26]。

DREAM 单臂Ⅱ期临床研究中，顺铂和培美曲塞联合度伐利尤单抗治疗晚期恶性胸膜间皮瘤取得了令人鼓舞的结果：57% 的受试者在 6 个月时存活且肿瘤无进展[27]。

在Ⅲ期 CheckMate 743 研究中，与化疗相比，联合使用纳武利尤单抗和伊匹木单抗显著延长了前期未治疗的不可切除恶性胸膜间皮瘤患者的 OS（18.1 个月 vs 14.1 个月，*P*=0.002）[28]。依据研究结果，该联合治疗获得了 FDA 批准。

三阴性乳腺癌（TNBC）

TNBC 的患病人数约占所有乳腺癌患病人数的 15%，其特征使其成为免疫检查点抑制疗法的适宜病种。与其他类型的乳腺癌相比，TNBC 突变负荷更高，非同义突变可引起新抗原特异性 T 细胞反应。TNBC 的肿瘤细胞和免疫细胞都倾向于表达 PD-L1[29]。

针对 PD-1 和（或）PD-L1 的疗法对前期接受多线治疗失败的转移性 TNBC 患者疗效欠佳，有证据表明早期患者接受此治疗可能更有效[30]。KEYNOTE-86 研究显示，PD-L1 阳性患者一线使用帕博利珠单抗的总反应率为 21.4%，而无论 PD-L1 状态如何（该队列中 PD-L1 阳性率为 5.7%），之前接受过治疗的患者总反应率仅为 5.3%[31, 32]。在一项 I 期研究中，阿替利珠单抗也显示了类似的情况，与先前接受过其他治疗的患者相比，一线治疗的反应率更高[33]。同样，PD-L1 状态未能很好地预测疗效，因为只有 1 个 PD-L1 阳性亚组显示出获益[30]。

检查点抑制剂在与化疗联合使用时似乎更有效。阿替利珠单抗已被 FDA 和 EMA 批准用于治疗 PD-L1 阳性（任何强度的 PD-L1 染色的肿瘤浸润免疫细胞覆盖 ≥ 1% 的肿瘤面积）且不可切除的局部晚期或转移性 TNBC。

该项适应证获批的依据是 IMpassion130 的结果，该结果表明：一线使用阿替利珠单抗联合白蛋白结合型紫杉醇，疾病进展或死亡风险降低了 40%[34]。此外，有报道用帕博利珠单抗与不同的化疗药物联合治疗转移性 TNBC，取得了令人鼓舞的中期结果[30]。

KEYNOTE-522 试验结果显示，早期 TNBC 患者的病理完全缓解率有所提高（帕博利珠单抗组患者达 64.8%，安慰剂组患者达 51.2%。P=0.000 55），这说明在辅助化疗的基础上联合使用帕博利珠单抗，可提高早期 TNBC 患者的病理完全缓解率[35]。同样，IMpassion031 报告中，阿替利珠单抗联合化疗（Nab-紫杉醇后加多柔比星加环磷酰胺）与安慰剂联合化疗相比，能显著提高早期 TNBC 的病理完全缓解率［相差 17%，单侧 P=0.004 4（显著性边界 0.018 4）］[36]。

Ⅱ期 TONIC 试验比较了使用抗 PD-1 受体抗体纳武利尤单抗与之前使用或未使用化疗或放疗的疗效[37]。顺铂或多柔比星的 2 周诱导期可增强参与 PD-1 和（或）PD-L1 相互作用的基因以及 T 细胞细胞毒性反应，接受该方案治疗的受试者具有最高的总缓解率。

将免疫检查点抑制剂与 PARP 抑制剂或同步放疗等联合可以通过细胞毒性作用提高新抗原水平，是正在研究中的可能提高反应率的策略[30]。

泛瘤种适应证

根据分子标记物，如 MSI 和肿瘤突变负担（tumor mutational burden, TMB）的肿瘤类型无关的适应证的摸索是免疫检查点抑制剂追求的一个发展的方向。FDA 已经批准将帕博利珠单抗用于具有 MSI-H、错配修复缺陷（deficient mismatch repair, dMMR）或具有高 TMB 的不可切除或转移性肿瘤。

联合使用

随着免疫疗法在治疗肿瘤方面的经验积累，人们开始探索免疫疗法与其他治疗方式联合使用的可能性。

不同的免疫疗法联合

作用于不同免疫途径的免疫疗法的组合提供了增强抗肿瘤活性

或协同抗肿瘤的潜力。CTLA-4 抑制剂伊匹木单抗和 PD-1 抑制剂纳武利尤单抗的联合比伊匹木单抗单独使用更有效[38];基于该结果，FDA 已经批准这种组合用于治疗 *BRAF* 野生型晚期黑色素瘤。纳武利尤单抗联合伊匹木单抗组的 5 年生存率为 52%，纳武利尤单抗组为 44%，而伊匹木单抗组为 26%[1]。

在撰写本章时，伊匹木单抗和纳武利尤单抗的组合已获得 FDA 批准用于治疗以下疾病：晚期黑色素瘤，晚期中、低风险肾细胞癌（一线），既往接受过索拉非尼治疗的肝细胞癌，氟嘧啶、奥沙利铂和伊立替康治疗后进展的 dMMR 或 MSI-H 转移性结直肠癌，无 *EGFR* 或 *ALK* 突变的转移性或复发性 NSCLC（一线）以及不可切除的恶性胸膜间皮瘤（一线）。欧盟批准伊匹木单抗和纳武利尤单抗的组合用于治疗：晚期黑色素瘤，晚期中、低风险肾细胞癌（一线），以及没有敏感的 *EGFR* 突变或 *ALK* 易位的转移性 NSCLC（一线）。

正在研究的 CTLA-4 抑制剂与 PD-1 和（或）PD-L1 抑制剂联合使用的其他组合包括阿替利珠单抗加伊匹木单抗、曲美木单抗加度伐利尤单抗、帕博利珠单抗加伊匹木单抗。

与靶向治疗联合

靶向治疗，如 BRAF 和 MEK 抑制剂，可以在中断致癌信号级联反应的同时改变肿瘤微环境[39]。然而，在用药几周后，肿瘤微环境中新暴露的抗原似乎在减少。及时加入免疫疗法是否会延迟新增抗原减少，从而延长反应时间，是一个需要深入研究的领域。

在 III 期 IMspire150 试验中，诊断为 *BRAF* V600E/K 突变的晚期黑色素瘤的患者，在接受 BRAF 抑制剂 vemurafenib 以及 MEK 抑制剂 cobimetinib 治疗的第 28 天加入免疫检查点抑制剂阿替利珠单抗，相较于未联合使用阿替利珠单抗组，PFS 显著延长（15.1

个月 vs 10.6 个月，$P=0.025$）[40]。各研究组之间的客观反应率相似，但联合阿替利珠单抗组的持续缓解时间更长（21.0 个月 vs 12.6 个月）。

临床实验结果表明，阿替利珠单抗联合贝伐珠单抗治疗晚期肝细胞癌的疗效优于索拉非尼[41]。

但数项研究显示该方案使严重不良事件的发生率增加，特别是肝脏毒性，这些不良反应令人担忧[42]。

与其他系统性治疗联合

如上所述，某些化疗药物可以通过促进 ICD 使肿瘤对免疫疗法敏感。另一部分化疗药物，如顺铂，并不是通过 ICD，而是通过使肿瘤细胞对 T 细胞诱导死亡敏感，提高基于 T 细胞的免疫疗法的疗效。

一项有关晚期黑色素瘤的临床试验发现，相较于单用达卡巴嗪，伊匹木单抗联合达卡巴嗪可提高有效率，OS 略有提高，但严重（3/4 级）免疫相关不良事件发生率也增加了[43]。

一项未经治疗的晚期 NSCLC 患者接受卡铂与培美曲塞联合或不联合帕博利珠单抗的随机 II 期临床试验结果显示，联合帕博利珠单抗可以提高有效率（55% vs 29%，$P=0.032$）和 PFS（13 个月 vs 8.9 个月，$P=0.020\ 5$），为 FDA 加速批准化疗-免疫疗法组合用于未经治疗的晚期 NSCLC 患者提供了依据。该组合在转移性非鳞 NSCLC 患者 III 期随机临床试验的结果中显示（中位随访 23.1 个月），联合使用帕博利珠单抗组中位 OS 为 22.0 个月（95% CI：19.5～25.2），而安慰剂联合组为 10.7 个月（95% CI：8.7～13.6），[HR] 0.56[45]。

与之类似，临床试验结果已经证实，相比单纯化疗，化疗联合免疫治疗能提高肺鳞癌和 SCLC 广泛期的生存率[8, 46]。

与贝伐珠单抗联合卡铂和紫杉醇相比，阿替利珠单抗加贝伐珠单抗联合卡铂和紫杉醇可明显提高非鳞 NSCLC 患者的生存率[11]。有人提出贝伐珠单抗可改善肿瘤微环境以提高免疫疗法效应的这一可能性。这项研究首次证明了免疫疗法对先前接受过靶向治疗的驱动基因阳性 NSCLC 患者的生存获益。

与放射治疗联合

电离辐射似乎能诱导 ICD，有利于 T 细胞介导的针对肿瘤衍生抗原的免疫反应。有证据表明，放疗可以触发 IFN 级联反应，导致成熟的树突状细胞数量增加，增强抗原呈递。放射治疗的全身作用是"远隔效应"，即在病灶的远处（没有被照射的地方）出现抗肿瘤效应[47]。

放疗在肿瘤微环境中也有免疫抑制作用。临床前和临床研究表明，放疗能上调 PD-L1 的表达，并能加强免疫抑制性细胞因子释放，如 TGF-β。因此，放疗后免疫刺激作用可能被削弱或完全抵消，而免疫检查点抑制剂中断了这种免疫抑制作用，这就解释了放疗联合免疫治疗的临床研究中为什么往往会出现远隔效应[48]。

一项随机的 III 期 PACIFIC 研究对不可切除的 III 期 NSCLC 接受同步放化疗后使用抗 PD-L1 抗体度伐利尤单抗或安慰剂的疗效进行了评估，结果显示：接受度伐利尤单抗的患者 PFS 更长（16.8 个月，而安慰剂组仅 5.6 个月；疾病进展或死亡的 HR 为 0.52），至死亡或发生远处转移时间更长（23.2 vs 4.6 个月，$P<0.001$）[49]。后来的试验数据分析显示，与安慰剂相比，使用度伐利尤单抗维持治疗与 OS 延长显著相关，（HR 0.68，$P=0.0025$）。基于 PACIFIC 数据，FDA 和 EMA 批准了度伐利尤单抗用于同步放化疗后未进展的不可切除的 III 期 NSCLC。

与 PACIFIC 的研究结果相反，一项纳武利尤单抗加立体定向体外放射治疗转移性头颈部鳞癌的随机 II 期临床试验显示：未观察到患者的生存获益或远隔效应[51]。

很多参加放疗联合免疫疗法治疗恶性肿瘤的临床试验患者并没有显示出临床效益，目前正在努力寻找能够准确预测疗效的生物标志物。PACIFIC 的一项计划外亚组分析显示，PD-L1 状态似乎对 OS 有影响，PD-L1 阴性亚组未显示 OS 获益。然而，在帕博利珠单抗加放疗治疗晚期 NSCLC 的 II 期 PEMBRO-RT 试验中，PD-L1 阴性亚组的 PFS 和 OS 均出现了显著改善，尽管总体的实验组与对照组（无放疗）相比无显著性差异[52]。

目前，研究人员也开始关注是否其他放射治疗方法可以影响免疫效应。例如，照射重要的免疫部位，如引流区淋巴结，可能会影响免疫反应；而针对不同部位的几个病变进行放疗，可能会增加肿瘤抗原释放的范围。

此外，研究结果显示，放疗和免疫治疗的不良反应没有因为协同作用而增加[48]。

使用类固醇

癌症患者常常需要使用类固醇来提高食欲、治疗脑转移症状或控制诸如慢阻肺等。然而，类固醇会影响 T 细胞激活，并阻止 T_h1 亚群扩增。一些数据表明，如果患者在接受了剂量 ≥ 10 mg 的泼尼松治疗后，IO 治疗的疗效将会受到影响[53]。目前尚无强有力的临床证据表明，在开始 IO 治疗后给予类固醇会影响 IO 疗效。因此，建议在开始 IO 治疗时谨慎地使用类固醇。

免疫检查点抑制剂的不良反应

毒性是免疫检查点抑制剂使用上的最大限制，但是其总体耐受性通常比化疗好。免疫治疗相关不良反应常常是由于 T 细胞被过度激活引起的针对各种器官的自身免疫性炎症所致。严重的毒性可导致治疗中断和（或）停止、高发病率和偶发性死亡。目前，没有发现有效的毒性预测因子。然而，关于免疫检查点抑制剂毒性仍可以做一般性陈述。

- 临床试验中的患者都是经过严格筛选的，其体力状况和器官功能良好，因此在非试验组的患者群体中，毒性可能会更严重。先前存在自身免疫毒性的患者已被排除在免疫疗法试验之外，因此，该类患者中毒性也可能更大。

- 不良事件可以影响任何器官系统，但胃肠道、皮肤、肝脏和内分泌毒性最为常见。

- PD-1 和（或）PD-L1 抑制剂联合 CTLA-4 靶向药物治疗时出现的不良反应比 CTLA-4 靶向药物单一疗法更常见[54, 55]。目前还无法将已用于治疗黑色素瘤的联合疗法的剂量用于治疗肺癌患者。

- 3/4 级毒性发生率在接受 PD-1 和（或）PD-L1 抑制剂的患者中不到 3%[56]，在接受伊匹木单抗单药治疗的患者中发生率为 9%，但在接受联合治疗的患者中发生率则高达 19%。

- 在接受 PD-1 mAb 治疗的患者中，有 11%～19% 发生腹泻（0～3% 为 3/4 级）；在接受伊匹木单抗治疗的患者中，有多达 1/3 的患者发生腹泻（3%～6% 为 3/4 级）；但在联合治疗中，多达 44% 的患者会出现腹泻（3/4 级占 9%）。接受伊匹木单抗联合纳武利尤单抗治疗的患者出现腹泻的中位时间为 7 周，而在帕博利珠单抗治疗时为 6 个月。小部分接受 PD-L1 mAb 的患者可能会出现结肠炎［腹泻、疼痛以及出血和（或）黏液便］，接受伊匹木单抗治疗的患者（3%～6% 为 3/4 级）和联合治疗的患者（9% 为 3/4 级）都有 8%～12% 的患者发生结肠炎。患者还会偶尔因发生胃肠道穿孔或严重的结肠炎，导致需要进行结肠切除。

- 在接受 PD-L1 mAb 治疗的患者中，1%～6% 出现肝功能异常，异常情况主要是丙氨酸氨基转移酶和（或）天冬氨酸氨基转移酶升高（1%～3% 为 3/4 级），1%～7% 的接受伊匹木单抗治疗患者（0%～2% 为 3/4 级）也会出现肝功能异常，而在接受联合治疗的患者中，有 30% 的患者会出现肝功能异常（19% 为 3/4 级）。肝功能异常通常发生在开始治疗后 6～12 周。

- 皮肤毒性，包括瘙痒和皮疹，发生于 14%～22% 的 PD-1 mAb 治疗的患者（3/4 级 <1%）、15%～35% 的接受伊匹木单抗治疗的患者（3/4 级 1%～2%）以及 28%～33% 的接受联合治疗的患者（3/4 级 2%～3%）。白癜风在以上三类患者中的发生率分别为 5%～11%、2%～4% 和 7%。皮肤毒性在黑色素瘤患者中的发生率高于其他类型的肿瘤患者。

- 内分泌功能的改变很常见。例如：甲状腺功能减退在接受 PD-1 mAb 治疗的患者中发生率为 4%～10%；在伊匹木单抗治疗中为 2%～4%；在联合治疗的患者中发生率为 15%，尽管很少发生严重减退。甲状腺功能亢进发生率分别为 2%～7%、1%～2% 和 10%，同样很少发生严重不良反应。在接受单药治疗的患者中，不到 2% 会出现垂体功能异常，而接受联合治疗的患者 8% 会出现垂体功能异常。使用免疫检查点抑制剂患者的新发糖尿病的概率不到 1%，糖尿病酮症酸中毒是其最主要的症状，这部分患者对胰岛素的依赖是永久性的[57]。不良反应发生时间是不一致的。新发生这种糖尿病不良反应的患者通常会发生不止一种与免疫治疗有关的不良事件。其中，自身免疫性甲状腺炎最常见。

- 肺炎在肺癌患者中比在黑色素瘤患者中更常见。使用 PD-1 mAb 的患者中，多达 5% 的肺癌患者会出现肺炎，其中，2% 的患者可能出现 3/4 级肺炎。在接受过大剂量胸腔放疗的患者中，其发生率似乎更高。与 PD-L1 mAb 相比，PD-1 mAb 似乎与肺炎的发生率呈较高相关度[58]。

- 风湿病毒性，包括关节炎和肌痛，发病率为 6%～12%，但很少为重度事件或导致治疗受限。

- 疲劳在接受单药治疗的患者中发生率为 15%～34%，在接受联合治疗的患者中，发生率为 35%，其中严重疲劳的发生率达 4%。疲劳可能是由导致 CRS 的细胞因子（见第 3 章）增加而引起的，包括 IL-6，被认为是疗效差的预测因子[59]。有严重疲劳的患者，需要排除自身免疫性中枢性肾上腺皮质功能减退症（垂体炎）和其他内分泌疾病[60]。

- 神经系统毒性不常见（<1%），但可能很严重；包括吉兰-巴雷综合征。

- 即使是同一类药物，其毒性发生的时间也可能不同（图 4.2）。

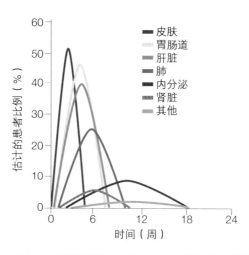

图 4.2　PD-1 检查点抑制剂纳武利尤单抗和帕博利珠单抗的免疫介导的毒性发生率、发病和预后情况（来自 EMA 报告的关键试验的集合数据；经许可转载自 Eigentler 等，2016[56]）

处理

美国国家综合癌症网络（National Comprehensive Cancer Network, NCCN）和欧洲肿瘤内科学会（European Society for Medical Oncology, ESMO）对免疫检查点制剂毒性的发生情况和处理进行了总结，并制定了相应的指南 [61, 62]。NCCN 推荐对接受免疫治疗的患者进行常规毒性监测，监测的总结见表 4.2。处理方法总结见图 4.3。

表 4.2 免疫检查点抑制剂的常规监测

治疗开始前	常 规	措 施

• 体格检查
• 病史：
  - 自身免疫性
  - 器官特异性
  - 感染（筛查可能是适当的）
  - 内分泌紊乱
• 神经系统检查
• 排便习惯（频率 / 黏稠度）
	• 每次就诊时的临床检查
	• 评估 AE 症状
		• 依据检查结果和症状随访

• 横断面成像 • 脑部 MRI（如有必要）	• 定期，根据需要	• 依据检查结果随访
• CBC 分类计数 • 全面的代谢检查	• 每次治疗前重复 • 或治疗期间每 4 周重复 • 治疗后 6～12 周或遵医嘱	• 检查 HbA1c
• 检查皮肤和黏膜（如果有免疫相关的皮肤疾病史）	• 取决于症状	• 监测；拍照；皮肤活检（如有必要）

续　表

治疗开始前	常　规	措　施
• TSH 和 T4*	• 治疗期间每 4～6 周 1 次，然后每 12 周随访（或遵医嘱）	• 如果怀疑甲状腺功能异常，查总 T3 和 T4
• 血清皮质醇（最好是早晨）*。 • TSH，T4*	• 每个治疗周期前，或治疗期间每 4 周重复，然后每 6～12 周随访	• LH、FSH、睾酮（男性）、雌二醇（女性）、ACTH
• 氧饱和度（静止和动态） • 如果是高风险，行肺功能测试	• 根据症状重复进行氧饱和度监测	• 通过胸部增强 CT 排除肺炎 • 通过活检排除其他原因
• 基线心电图 • 必要时进行个体化评估	• 有基线异常或症状，应定期检查	• 咨询心脏科以获得个性化的随访
• 存在肌肉骨骼疾病病史，进行功能评估/关节检查	• 无症状，不需要常规监测	• 依据临床情况，测 CRP、ESR 或 CPK • 建议至风湿免疫科就诊

器官和（或）系统特异性常规监测是必要的。联合免疫治疗的患者可能需要更频繁的监测。

* 在前 4 次免疫治疗后，仅在有临床指征时进行。

ACTH，促肾上腺皮质激素；AE，不良事件；CBC，全血细胞计数；CPK，肌酸磷酸激酶；CRP，C 反应蛋白；CT，计算机断层扫描；ECG，心电图；ESR，红细胞沉降率；FSH，促卵泡激素；HbA1c，糖化血红蛋白；LH，黄体生成素；MRI，磁共振成像；T3，三碘甲状腺原氨酸；T4，游离甲状腺素；TSH，促甲状腺激素。

（摘自 NCCN，2019[61]）

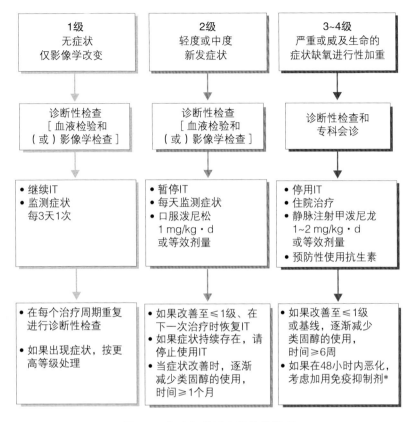

图 4.3　免疫相关不良事件的管理

* 英夫利西单抗，环磷酰胺，吗替麦考酚酯。IT，免疫疗法；
IV，静脉注射。（改编自 Naidoo 等，2015[63]）

NCCN 指南涵盖了按照器官系统的免疫治疗不良反应分类、分级和处理措施，范围很广，包括一些不太常见的器官系统，如眼部、心脏和肌肉骨骼系统。代表性的例子是对胃肠道毒性（结肠炎）的管理（图 4.4）。

指南还有对特殊患者群体的不良反应管理，包括已经存在自身免疫病的患者和器官移植患者。

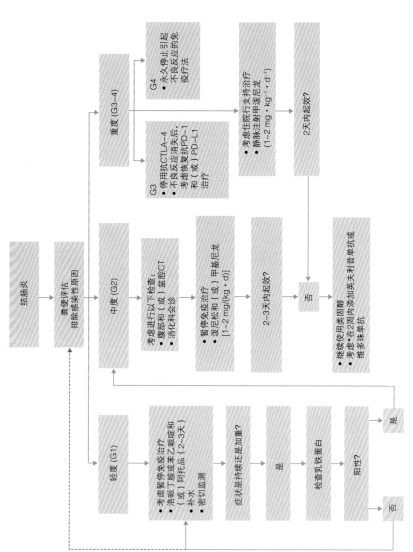

图 4.4　**根据 NCCN 指南对免疫治疗相关结肠炎的管理** [61]

* 如果是严重的结肠炎，则应强烈建议。CT，计算机断层扫描；G，等级；GI，胃肠道；IV，静脉注射。

　　本书的篇幅有限，无法再现这些建议的所有细节，但最新的指南可以从 NCCN 网站免费获得[61]。表 4.3 中列出了主要原则。

　　还有一些需要特别强调的问题：患者和工作人员应该了解与免疫疗法有关的不良反应，并应向患者提供一张卡片，表明他们正在接受某种特定的治疗。应对急诊科工作人员进行相关教育。

　　我们建议，在可能的情况下，应聘用了解毒性及其管理的专业护士来监测患者的症状，并对他们进行有关毒性管理的教育。

　　应积极地招募处理胃肠道、皮肤、内分泌、肺部和神经系统毒性的专家，并将他们纳入多学科小组。

　　腹泻和结肠炎　应中断治疗，若毒性 >2 级，需使用类固醇（甲泼尼龙，$1\sim2$ mg/kg·d 静脉注射）（见图 4.3）。如果在 $48\sim72$ 小时后没有改善，应使用英夫利西单抗，并进行内镜检查以确诊结肠炎。

表 4.3　免疫相关的不良事件处理：一般原则

轻度（1 级）
- 一般地说，ICI 可以在密切监测下继续使用；但对于神经系统和某些血液学毒性不适用。

中度（2 级）
- 暂停 ICI，直到症状和（或）实验室检查结果恢复到 1 级或更低水平。
- 考虑给予皮质类固醇。

重度（3 级）
- 使用至少 6 周的大剂量皮质类固醇进行治疗。
- 对患者情况进行严格地评估后才能重新开始免疫治疗。

极重度（4 级）
- ICI 应永久停用。

ICI，免疫检查点抑制剂。（源自 www.NCCN.org[64]）

对于毒性 >3 级的患者，应考虑永久停用伊匹木单抗，在毒性缓解后方可考虑恢复使用抗 PD-1 和（或）PD-L1 抗体。

如果出现 4 级毒性，应永久停用相关免疫治疗药物。应适当使用支持性疗法，如静脉注射或静脉滴注和抗腹泻疗法及镇痛剂。

肝功能异常 ≥ 2 级的毒性应中断治疗，并使用类固醇〔泼尼松，0.5～1 mg/kg 口服，或甲泼尼龙，2 mg/（kg·d）静脉注射〕进行治疗。如果在最初几天没有疗效，应考虑试用吗替麦考酚酯，每天 2 次，每次 500～1 000 mg。

肺炎 如果没有症状（仅通过 CT 诊断），可观察随访。对于有症状的患者，应中断治疗，并按上述治疗肝功能障碍的方法使用类固醇。如果没有改善，可以添加其他免疫抑制剂，如吗替麦考酚酯、抗胸腺细胞球蛋白或英夫利西单抗。

毒性预测因子

已有人试图寻找毒性的预测因子。除了既往存在的自身免疫性疾病外，目前尚无可应用于临床的预测因子。正在评估的一些参数包括治疗前和治疗后的炎症标志物与细胞因子水平，提示其高水平可能与较高的毒性风险相关[65, 66]。

随着临床试验数据越来越成熟，长期接受治疗的患者持续出现毒性反应的概率很低。这可能与更好的管理、不良反应的消除或将有更严重不良反应的患者从试验中剔除有关。

本章要点

- 免疫检查点分子是在激活的 T 细胞和其他免疫细胞上表达的细胞表面受体，它通常在适应性免疫系统的控制过程中发挥共同的抑制作用，从而预防自身免疫性疾病。

- 免疫检查点可被 mAb 抑制，导致 T 细胞激活和抗癌症免疫反应出现。
- 针对 CTLA-4、PD-1 和 PD-L1 的免疫检查点抑制剂可使多种实体瘤持久性缩小，延长患者生存期。
- 免疫相关不良事件是由 T 细胞过度激活导致的自身免疫性炎症引起，包括结肠炎、皮炎、肝炎、甲状腺炎和肺炎。

参考文献

1. Larkin J, Chiarion-Sileni V, Gonzalez R, et al. Five-year survival with combined nivolumab and ipilimumab in advanced melanoma[J]. N Engl J Med, 2019, 381: 1535-1546.
2. Margolin K, Ernstoff MS, Hamid O, et al. Ipilimumab in patients with melanoma and brain metastases: an open-label, phase 2 trial[J]. Lancet Oncol, 2012, 13: 459-465.
3. Malhotra J, Jabbour SK, Aisner J. Current state of immunotherapy for non-small cell lung cancer[J]. Transl Lung Cancer Res, 2017, 6: 196-211.
4. Reck M, Rodriguez-Abreu D, Robinson AG, et al. Pembrolizumab versus chemotherapy for PD-L1-positive non-small-cell lung cancer[J]. N Engl J Med, 2016, 375: 1823-1833.
5. Carbone DP, Reck M, Paz-Ares L, et al. First-line nivolumab in stage IV or recurrent non-small-cell lung cancer[J]. N Engl J Med, 2017, 376: 2415-2426.
6. Goldberg SB, Gettinger SN, Mahajan A, et al. Pembrolizumab for patients with melanoma or nonsmall-cell lung cancer and untreated brain metastases: early analysis of a non-randomised, open-label, phase 2 trial[J]. Lancet Oncol , 2016, 17: 976-983.
7. Gandhi L, Rodríguez-Abreu D, Gadgeel S, et al. Pembrolizumab plus

chemotherapy in metastatic non-small-cell lung cancer[J]. N Engl J Med, 2018, 378: 2078–2092.

8. Paz-Ares L, Luft A, Vicente D, et al. Pembrolizumab plus chemotherapy for squamous non-small-cell lung cancer[J]. N Engl J Med, 2018, 379: 2040–2051.

9. Hellmann MD, Paz Ares L, Bernabe Caro R, et al. Nivolumab plus ipilimumab in advanced non-smallcell lung cancer[J]. N Engl J Med, 2019, 381: 2020–2031.

10. Paz-Ares L, Ciuleanu TE, Cobo M, et al. First-line nivolumab plus ipilimumab combined with two cycles of chemotherapy in patients with non-small-cell lung cancer (CheckMate 9LA): an international, randomised, open-label, phase 3 trial[J]. Lancet Oncol, 2021, 22: 198–211.

11. Socinski MA, Jotte RM, Cappuzzo F, et al. Atezolizumab for first-line treatment of metastatic nonsquamous NSCLC[J]. N Engl J Med, 2018, 378: 2288–2301.

12. Herbst RS, Giaccone G, de Marinis F , et al. Atezolizumab for first-line treatment of PD-L1-selected patients with NSCLC[J]. N Engl J Med, 2020, 383: 1328–1339.

13. Horn L, Mansfield AS, Szcze sna A, et al. First-line atezolizumab plus chemotherapy in extensive-stage small-cell lung cancer[J]. N Engl J Med, 2018, 379: 2220–2229.

14. Paz-Ares L, Dvorkin M, Chen Y, et al. Durvalumab plus platinumetoposide versus platinum-etoposide in first-line treatment of extensive-stage small-cell lung cancer (CASPIAN): a randomised, controlled, open-label, phase 3 trial[J]. Lancet, 2019, 394: 1929–1939.

15. Bellmunt J, De Wit R, Vaughn DJ, et al. Pembrolizumab as secondline therapy for advanced urothelial carcinoma[J]. N Engl J Med, 2017, 376: 1015–1026.

16. Motzer RJ, Escudier B, McDermott DF, et al. Nivolumab versus

everolimus in advanced renal-cell carcinoma[J]. N Engl J Med, 2015, 373: 1803 – 1813.

17. Rosenberg JE, Hoffman-Censits J, Powles T, et al. Atezolizumab in patients with locally advanced and metastatic urothelial carcinoma who have progressed following treatment with platinum-based chemotherapy: a single-arm, multicentre, phase 2 trial[J]. Lancet, 2016, 387: 1909 – 1920.

18. Kwon ED, Drake CG, Scher HI, et al. Ipilimumab versus placebo after radiotherapy in patients with metastatic castration-resistant prostate cancer that had progressed after docetaxel chemotherapy (CA184–043): a multicentre, randomised, double-blind, phase 3 trial[J]. Lancet Oncol, 2014, 15: 700 – 712.

19. Beer TM, Kwon ED, Drake CG, et al. Randomized, double-blind, phase III trial of ipilimumab versus placebo in asymptomatic or minimally symptomatic patients with metastatic chemotherapy-naive castration-resistant prostate cancer[J]. J Clin Oncol, 2017, 35: 40 – 47.

20. Le DT, Uram JN, Wang H, et al. PD–1 blockade in tumors with mismatch-repair deficiency[J]. N Engl J Med, 2015, 372: 2509 – 2520.

21. Ferris RL, Blumenschein G, Fayette J, et al. Nivolumab for recurrent squamous-cell carcinoma of the head and neck[J]. N Engl J Med, 2016, 375: 1856 – 1867.

22. Ferris RL, Haddad R, Even C, et al. Durvalumab with or without tremelimumab in patients with recurrent or metastatic head and neck squamous cell carcinoma: EAGLE, a randomized, open-label phase III study[J]. Ann Oncol, 2020, 31: 942 – 950.

23. Kaufman HL, Russell JS, Hamid O, et al. Updated efficacy of avelumab in patients with previously treated metastatic Merkel cell carcinoma after ≥ 1 year of follow-up: JAVELIN Merkel 200, a phase 2 clinical trial[J]. J Immunother Cancer, 2018, 6: 7.

24. Nghiem P, Bhatia S, Brohl AS, et al. Two-year efficacy and safety update from JAVELIN Merkel 200 part A: a registrational study of avelumab in

metastatic Merkel cell carcinoma progressed on chemotherapy[J]. J Clin Oncol, 2018, 36: 9507.

25. Samimi M. Immune checkpoint inhibitors and beyond: an overview of immune-based therapies in Merkel cell carcinoma[J]. Am J Clin Dermatol, 2019, 20: 391–407.

26. Alley EW, Lopez J, Santoro A, et al. Clinical safety and activity of pembrolizumab in patients with malignant pleural mesothelioma (KEYNOTE–028): preliminary results from a non-randomised, open-label, phase 1b trial[J]. Lancet Oncol, 2017, 18: 623–630.

27. Nowak AK, Lesterhuis WJ, Kok PS, et al. Durvalumab with first-line chemotherapy in previously untreated malignant pleural mesothelioma (DREAM): a multicentre, single-arm, phase 2 trial with a safety run-in[J]. Lancet Oncol, 2020, 21: 1213–1223.

28. Baas P, Scherpereel A, Nowak AK, et al. First-line nivolumab plus ipilimumab in unresectable malignant pleural mesothelioma (CheckMate 743): a multicentre, randomised, open-label, phase 3 trial[J]. Lancet, 2021, 397: 375–386.

29. Tang F, Zheng P. Tumor cells versus host immune cells: whose PD-L1 contributes to PD-1/PD-L1 blockade mediated cancer immunotherapy?[J] Cell Biosci, 2018, 8: 34.

30. Michel LL, von Au A, Mavratzas A, et al. Immune checkpoint blockade in patients with triple-negative breast cancer[J]. Target Oncol, 2020, 15: 415–428.

31. Adams S, Schmid P, Rugo HS, et al. Pembrolizumab monotherapy for previously treated metastatic triple-negative breast cancer: cohort A of the phase II KEYNOTE-086 study[J]. Ann Oncol, 2019, 30: 397–404.

32. Adams S, Loi S, Toppmeyer D, et al. Pembrolizumab monotherapy for previously untreated, PD-L1-positive, metastatic triple-negative breast cancer: cohort B of the phase II KEYNOTE-086 study[J]. Ann Oncol, 2019, 30: 405–411.

33. Emens LA, Cruz C, Eder JP, et al. Long-term clinical outcomes and biomarker analyses of atezolizumab therapy for patients with metastatic triple-negative breast cancer: a phase 1 study[J]. JAMA Oncol, 2019, 5: 74-82.

34. Schmid P, Adams S, Rugo HS, et al. Atezolizumab and nab-paclitaxel in advanced triple-negative breast cancer[J]. N Engl J Med, 2018, 379: 2108-2121.

35. Schmid P, Cortes J, Pusztai L, et al. Pembrolizumab for early triple negative breast cancer[J]. N Engl J Med, 2020, 382: 810-821.

36. Mittendorf EA, Zhang H, Barrios CH, et al. Neoadjuvant atezolizumab in combination with sequential nab-paclitaxel and anthracycline based chemotherapy versus placebo and chemotherapy in patients with early-stage triple-negative breast cancer (IMpassion031): a randomised, double-blind, phase 3 trial[J]. Lancet, 2020, 396: 1090-1100.

37. Voorwerk L, Slagter M, Horlings HM, et al. Immune induction strategies in metastatic triple-negative breast cancer to enhance the sensitivity to PD-1 blockade: the TONIC trial[J]. Nat Med, 2019, 25: 920-928.

38. Wolchok JD, Chiarion-Sileni V, Gonzalez R, et al. Overall survival with combined nivolumab and ipilimumab in advanced melanoma[J]. N Engl J Med, 2017, 377: 1345-1356.

39. Croce L, Coperchini F, Magri F, et al. The multifaceted anti-cancer effects of BRAF-inhibitors[J]. Oncotarget, 2019, 10: 6623-6640.

40. Gutzmer R, Stroyakovskiy D, Gogas H, et al. Atezolizumab, vemurafenib, and cobimetinib as first-line treatment for unresectable advanced BRAFV600 mutation-positive melanoma (IMspire150): primary analysis of the randomised, double blind, placebo-controlled, phase 3 trial[J]. Lancet, 2020, 13, 395: 1835-1844.

41. Finn RS, Qin S, Ikeda M, et al. Atezolizumab plus bevacizumab in unresectable hepatocellular carcinoma[J]. N Engl J Med, 2020, 382: 1894-1905.

42. Murciano-Goroff YR, Warner AB, Wolchok JD. The future of cancer immunotherapy: microenvironment targeting combinations[J]. Cell Res, 2020, 30: 507–519.

43. Robert C, Thomas L, Bondarenko I, et al. Ipilimumab plus dacarbazine for previously untreated metastatic melanoma[J]. N Engl J Med, 2011, 364: 2517–2526.

44. Langer CJ, Gadgeel SM, Borghaei H, et al. Carboplatin and pemetrexed with or without pembrolizumab for advanced, non-squamous non-small cell lung cancer: a randomised, phase 2 cohort of the open-label KEYNOTE-021 study[J]. Lancet Oncol, 2016, 17: 1497–1508.

45. Gadgeel S, Rodríguez-Abreu D, Speranza G, et al. Updated analysis from KEYNOTE-189: pembrolizumab or placebo plus pemetrexed and platinum for previously untreated metastatic nonsquamous non-small-cell lung cancer[J]. J Clin Oncol, 2020, 38: 1505–1517.

46. Verma V, Sharma G, Singh A. Immunotherapy in extensive small cell lung cancer[J]. Exp Hematol Oncol, 2019, 8: 5.

47. Postow MA, Callahan MK, Barker CA, et al. Immunologic correlates of the abscopal effect in a patient with melanoma[J]. N Engl J Med, 2012, 366: 925–931.

48. Mondini M, Levy A, Meziani L, et al. Radiotherapy-immunotherapy combinations – perspectives and challenges[J]. Mol Oncol, 2020, 14: 1529–1537.

49. Antonia SJ, Villegas A, Daniel D, et al. Durvalumab after chemoradiotherapy in stage III non-small-cell lung cancer[J]. N Engl J Med, 2017, 377: 1919–1929.

50. Antonia SJ, Villegas A, Daniel D, et al. Overall survival with durvalumab after chemoradiotherapy in stage III NSCLC[J]. N Engl J Med, 2018, 379: 2342–2350.

51. McBride S, Sherman E, Tsai CJ, et al. Randomized phase II trial of nivolumab with stereotactic body radiotherapy versus nivolumab alone

in metastatic head and neck squamous cell carcinoma[J]. J Clin Oncol, 2021, 39: 30–37.

52. Theelen WSME, Peulen HMU, Lalezari F, et al. Effect of pembrolizumab after stereotactic body radiotherapy vs pembrolizumab alone on tumor response in patients with advanced non-small cell lung cancer: results of the PEMBRO-RT phase 2 randomized clinical trial[J]. JAMA Oncol, 2019, 5: 1276–1282.

53. Arbour KC, Mezquita L, Long N, et al. Impact of baseline steroids on efficacy of programmed cell death-1 and programmed death-ligand 1 blockade in patients with non-small cell lung cancer[J]. J Clin Oncol, 2018, 36: 2872–2878.

54. Hassel JC, Heinzerling L, Aberle J, et al. Combined immune checkpoint blockade (anti-PD-1/anti-CTLA-4): evaluation and management of adverse drug reactions[J]. Cancer Treat Rev, 2017, 57: 36–49.

55. De Velasco G, Je Y, Bossé D, et al. Comprehensive meta-analysis of key immune-related adverse events from CTLA-4 and PD-1/PD-L1 inhibitors in cancer patients[J]. Cancer Immunol Res, 2017, 5: 312–318.

56. Eigentler TK, Hassel JC, Berking C, et al. Diagnosis, monitoring and management of immune-related adverse drug reactions of anti-PD-1 antibody therapy[J]. Cancer Treat Rev, 2016, 45: 7–18.

57. Venetsanaki V, Boutis A, Chrisoulidou A, et al. Diabetes mellitus secondary to treatment with immune checkpoint inhibitors[J]. Curr Oncol, 2019, 26: e111–e114.

58. Khunger M, Rakshit S, Pasupuleti V, et al. Incidence of pneumonitis with use of programmed death 1 and programmed death-ligand 1 inhibitors in non-small cell lung cancer: a systematic review and meta-analysis of trials[J]. Chest, 2017, 152: 271–281.

59. Cortellini A, Vitale MG, De Galitiis F, et al. Early fatigue in cancer patients receiving PD-1/PD-L1 checkpoint inhibitors: an insight from clinical practice[J]. J Transl Med, 2019, 17: 376.

60. Nagasaka M, Abdallah N, Samantray J, et al.Is this really just "fatigue"? A case series of immune-related central adrenal insufficiency secondary to immune checkpoint inhibitors[J]. Clin Case Rep, 2018, 6: 1278–1281.

61. National Comprehensive Cancer Network. NCCN Clinical Practice Guidelines in Oncology: Management of Immunotherapy Related Toxicities, version 1. 2020, 2019. NCCN.org, last accessed 19 October 2020.

62. Haanen JBAG, Carbonnel F, Robert C, et al. Management of toxicities from immunotherapy: ESMO Clinical Practice Guidelines for diagnosis, treatment and follow-up[J]. Ann Oncol, 2017, 28(suppl 4): iv119–iv142.

63. Naidoo J, Page DB, Li BT, et al. Toxicities of the anti-PD-1 and anti-PD-L1 immune checkpoint antibodies[J]. Ann Oncol, 2015, 26: 2375–2391.

64. National Comprehensive Cancer Network. Leading cancer organizations provide guidance on understanding and managing immunotherapy side effects. www.nccn.org/about/news/newsinfo.aspx?NewsID=1008, last accessed 18 December 2020.

65. Hopkins AM, Rowland A, Kichenadasse G, et al. Predicting response and toxicity to immune checkpoint inhibitors using routinely available blood and clinical markers[J]. Br J Cancer, 2017, 117: 913–920.

66. Gourd E. Immunotherapy toxicity predicted by circulating cytokines[J]. Lancet Oncol, 2018, 19: e676.

5　肿瘤免疫学的未来

共同作者：Marianne Nicolson 教授（博士、皇家内科医师学会院士），原苏格兰阿伯丁皇家医院及阿伯丁大学肿瘤内科主任医师

尽管自 19 世纪起，人们就已经意识到了免疫在癌症中的作用及其潜在的治疗价值，但直到 2011 年，对肿瘤免疫学的深刻理解和其在治疗方面的应用才有了快速进展。至今，仍有一些重要问题尚未解决。

疗效和不良反应预测

尽管在前面的章节中描述了肿瘤免疫学在临床应用中的突破，但是目前免疫治疗在大多数癌症中并无疗效，这其中也包括已获批免疫治疗适应证患者。在临床实践中，缺乏精准的免疫治疗会导致一系列不可预测的免疫相关不良事件，有时会出现一些严重的不良事件，需要慎重处理。

缺乏可靠的疗效或不良反应预测生物标志物可能是目前免疫治疗面临的主要问题。当前，免疫检查点抑制剂疗效的最佳预测因子是 TMB[1, 2]，但是在患者治疗基线或多周期治疗过程中，无法对 TMB 进行常规评估。血浆循环肿瘤 DNA 的液体活检是一种检测突变负荷的非侵入性方法，但其应用前景有待进一步研究证实[3]。目前，TMB 的评估倾向于利用商业化试剂盒进行检测，这种方式价格昂贵且通常无法获得 TMB 的具体数值，这也对临床医生和患者造成了困扰。而且，有可能出现高 TMB 水平的患者使用免疫检查点抑制剂无效，而低 TMB 水平的患者从免疫治疗中获益的情况。

同样的，虽然 PD-L1 的表达水平与肺癌患者免疫治疗的有效率和生存率之间存在一定的相关性，但敏感性和特异性较差。由于存在多个独立检测平台，以及这些平台之间的关联性又不尽相同，使得这种情况变得复杂。外周静脉血样本中的免疫蛋白水平目前被认为是预测疗效的潜在生物标志物。在其他癌症类型中，尤其是黑色素瘤，这些标志物与治疗反应性之间无明显相关性。

初步数据表明，对晚期癌症患者来说，系统性炎症标志物水平升高可能预示着该患者从免疫治疗中获益的可能性较小。为了提高筛选获益患者的精准度，以及为今后的免疫联合治疗提供选择，尚需更多数据证明系统性炎症标志物与免疫治疗疗效之间的相关性。因为疾病早期较少出现炎症标志物升高，所以这种相关性在疾病的早期阶段可能并没有多少应用价值[4]。

长期疗效预测

转移性恶性黑色素瘤是使用 CTLA-4 和 PD-L1 抑制剂（无论是单独使用，还是联合使用）有初始反应和长期获益的典型瘤种。从之前以月为单位统计的中位生存期数据中我们发现，其中一些患者甚至能够获得治愈。但是我们现在还不能准确地筛选出潜在获益人群，这仍是面临的挑战之一。此外，合并高危因素的恶性黑色瘤患者术后辅助免疫治疗尚需深入研究。

随着技术的进步，血浆生物标志物，例如循环肿瘤 DNA，可能成为预测长期疗效和是否存在微小残留病灶的一个强有力的临床工具，可帮助制订多种临床决策中的个体化免疫治疗方案[5,6]。

由于肺癌仍然是癌症死亡的最常见原因，所以超过 20% 的肺癌患者对免疫治疗产生良好和持久的应答以及生存率的改善是免疫治疗的一个重大进展。免疫治疗联合化疗或放疗的疗效已得到证实。目前的研究方向是如何制订最佳的治疗方案。

免疫治疗对泌尿系统和头颈部肿瘤患者的疗效也已得到证实。此外，已有数据显示，免疫检查点抑制剂对一些发病率较低的癌症也有疗效，例如 MCC、间皮瘤、复发性淋巴瘤、TNBC 和 MSI-H 肿瘤。对免疫治疗不太敏感的癌症类型有微卫星稳定型结直肠癌和胰腺癌，目前正在进行针对这部分患者的免疫治疗与其他靶向免疫疗法或化疗联合治疗方案的广泛研究。

最佳联合方案？

对黑色素瘤患者来说，采用 PD-1 和（或）PD-L1 单抗与 CTLA-4 抑制剂联合治疗方案的有效率和生存获益优于单药，尽管联合治疗的自身免疫毒性更大。现有数据表明，肺癌患者的耐受剂量低于黑色素瘤患者的耐受剂量。与接受化疗的肺癌患者相比，接受免疫检查点抑制剂治疗的患者的有效率和生存率均得到了改善，包括 PD-L1 水平较低的患者[7, 8]。目前也在其他瘤种中研究这些免疫治疗的联合治疗方案。

目前，有研究者正在研究免疫疗法和靶向其他免疫调节分子的新药（这些新药包括针对激动性免疫受体的激活剂和针对抑制性免疫受体的抑制剂）联合方案的有效性。此外，免疫疗法联合抗体-药物偶联物（antibody-drug conjugate, ADC）的方案也在研究中。ADC 增强抗肿瘤免疫的潜在机制包括上调 PD-L1 表达水平，增强 MHC Ⅰ类分子表达和 ICD[9, 10]。同时靶向宿主和肿瘤的免疫刺激抗体偶联物也处于早期临床试验阶段[11]。如果这些新探索初显成效，免疫疗法的适应人群有望覆盖到目前对免疫疗法耐药的患者。

癌症疫苗与溶瘤病毒联合正在研究中，其可上调树突状细胞、CD8+ T 细胞和 NK 细胞功能，抑制由髓系抑制细胞和 IL-6 等细胞因子调节的免疫抑制通路。除了与 JAK/STAT 抑制剂和其他急性炎症调节剂（IL-6 抗体）联合应用外，该疫苗还可与免疫检查点抑制剂联合应用。

免疫治疗联合全身系统性治疗

有关肺癌（无论是 SCLC，还是 NSCLC）的多项研究表明，化疗和免疫治疗联合应用可以提高疗效。抗血管生成药物如贝伐珠单抗和仑伐替尼也可提高免疫疗法的疗效[12-14]。

探索免疫治疗（免疫检查点抑制剂、癌症疫苗或二者组合）与化疗、靶向治疗或其他系统性治疗方法联合能否提高疗效的研究也正在进行中。同时或先进行全身系统性治疗有可能增加肿瘤突变负荷，并由此促进对免疫治疗的反应。

一些化疗药物，包括蒽环类药物、奥沙利铂和环磷酰胺，可通过诱导 ICD 导致 DAMP 释放，如膜结合钙网蛋白和源自细胞核的高迁移率族蛋白 1（high-mobility group box 1, HMGB1）。这些蛋白质引起 APC 结合和活化，并释放促炎症细胞因子以及进一步激活免疫系统（见图 3.6）。放疗也能发挥类似的作用（见第 72 页）。

最佳治疗时机

尽管先前有关免疫治疗的研究所涉及的患者大都处于疾病晚期或既往接受过治疗，但数据显示，在黑色素瘤的晚期一线或术后辅助阶段接受免疫治疗，能获得良好疗效[15, 16]。同时，免疫治疗已被批准用于晚期 NSCLC 的一线治疗和局部晚期 NSCLC 患者放化疗后的辅助治疗。未来将探索在其他肿瘤的术后辅助治疗以及术前新辅助治疗阶段进行免疫治疗，或许能取得更好的疗效。

最佳治疗持续时间

免疫治疗的最佳治疗周期尚无定论，各项临床试验中治疗周期的设计差别较大。例如，伊匹木单抗治疗转移性黑色素瘤患者的治疗周期是 3 个月，在这 3 个月内给药 4 次，但在辅助治疗阶段的治疗周期长达 3 年[15, 17]。

接受 PD-1 单抗治疗的部分患者的治疗无限期，而部分患者的治疗周期长达 2 年。目前尚不清楚对免疫治疗长期有效的患者，在后续治疗中是否应该使用与初始治疗相同剂量和周期的免疫治疗，毕竟这是一笔昂贵的支出。CheckMate153 研究显示，进展期和转移性 NSCLC 患者使用纳武利尤单抗后，在第 12 个月开始获益[18]。与治疗一段时间后停药，并在进展后重新接受纳武利尤单抗治疗的患者相比，一直接受纳武利尤单抗治疗的患者有更好的生存获益。但需要更多的研究证明，这种治疗方式是否适用于那些初始治疗周期很长的患者。

免疫治疗进展后的最佳治疗方法

对部分使用免疫治疗后疾病进展的患者来说，目前尚不清楚继续使用免疫治疗能否延缓疾病进展。还需要进一步研究接受 PD-1 和（或）PD-L1 单抗治疗后疾病进展的患者，后续增加或更换针对其他免疫通路的药物（如 CTLA-4 抑制剂）能否获益。

然而，有证据表明，因为接受免疫治疗后免疫系统被"重置"，所以接受免疫治疗的患者进展后接受化疗有可能获益。如验证性试验则需要纳入各种不同类型肿瘤的大样本量数据，收集大量生化参数，以提高预测模型的准确性。

此外，通过局部放疗的远隔效应为免疫治疗重新增敏，来对处于进展期的患者进行治疗的可行性也需要进一步验证。

不良反应的预测和处理

总体地看，免疫治疗的毒性低于化疗，但少数患者也出现过严重甚至危及生命的不良反应，如结肠炎、肺炎、肝炎、神经功能损伤（包括格林－巴雷综合征）。PD－1和（或）PD－L1抑制剂与抗CTLA－4单抗联用的毒性更常见且更严重。这种情况在某些肿瘤类型中更常见（例如，肺癌较黑色素瘤更常见），有证据表明炎症标志物和细胞因子升高的患者出现不良反应的风险更高。这些理论需要大规模的临床研究去证实，以便能够预测、避免或减轻毒性反应，并合理地选择最安全的免疫联合治疗方案。

如能预测或完全控制毒性，免疫疗法的使用将大幅增加。同样重要的是，这将帮助那些合并自身免疫性疾病和接受过器官移植的癌症患者更加安全地使用免疫治疗。

肿瘤超进展

从免疫治疗的初期开始，人们就认识到一部分患者在接受免疫治疗后会出现肿瘤迅速进展，这种情况的发生率为4%～29%[19]。从很多肿瘤患者中观察到，他们在接受免疫治疗后肿瘤加剧增长或增大至治疗前的2倍及以上，死亡风险增加25.94倍[20]。超进展指的是肿瘤原发灶和转移灶均快速生长，并伴随着东部肿瘤协作组（East Cooperative Oncology Group，ECOG）体力状态评分下降。目前超进展尚无确切的定义，其发生机制和临床风险因素的共性方面也没有定论。相关理论是多步骤的过程[21]，但研究正在进行中。对临床医生来说，开展免疫治疗前有必要了解超进展发生的这一可能性。为了能更准确地判断患者是否可以接受免疫治疗，需要进一步的研究来探索这一临床现象。这种现象可能与宿主和肿瘤等多因素作用有关。真实世界研究数据可能会为我们提供线索。

精准免疫治疗

目前亟需预测性的生物标志物和新的联合治疗方案，以便更好地利用患者自身的免疫系统来获得最安全的抗肿瘤疗效。目前，"一刀切"的免疫治疗模式使得大部分患者的治疗有效率和生存获益不理想，也使得一些患者承受不可接受的毒性，而精准免疫治疗将逆转这种局面。精准免疫治疗的难点在于如何对处于各种疾病分期的患者都实现精准化。

免疫治疗的发展使我们有了合理的期待。然而，这种多模式治疗方案需要不断地由适当的临床前模型和转化医学指导下的临床评估才能取得最佳疗效。真实世界数据和前瞻性随机对照试验将为精准免疫治疗提供指导和证据，期待免疫治疗能为将来的每位肿瘤患者带来最大获益。

本章要点

- 迫切需要预测性的生物标志物来指导精准免疫治疗。
- TMB 是一种很有应用前景的免疫检查点抑制剂疗效预测因子，但还需要进一步的研究包括非侵入性检测（如血浆循环肿瘤 DNA 分析）以及快速检测的方法。
- 需要可预测免疫治疗相关不良反应的生物标志物。
- 免疫检查点抑制剂与靶向治疗、化疗或放疗的联合方案正在研究中，以评估使用其他治疗方法增敏免疫治疗的可能性。
- 需要确定免疫治疗的最佳时机：包括术前新辅助、术后辅助还是晚期治疗。

- 必须阐明免疫治疗的最佳治疗持续时间和进展后再治疗的有效性。
- 需要针对预测超进展的出现和合并用药（如类固醇）对免疫治疗的影响进行研究。

参考文献

1. Snyder A, Makarov V, Merghoub T, et al. Genetic basis for clinical response to CTLA-4 blockade in melanoma[J]. N Engl J Med, 2014, 371: 2189–2199.
2. Rizvi NA, Hellmann MD, Snyder A, et al. Cancer immunology. Mutational landscape determines sensitivity to PD-1 blockade in non-small cell lung cancer[J]. Science, 2015, 348: 124–128.
3. Gandara DR, Kowanetz M, Mok TSK, et al. Blood-based biomarkers for cancer immunotherapy: tumor mutational burden in blood (bTMB) is associated with improved atezolizumab (atezo) efficacy in 2L+ NSCLC (POPLAR and OAK)[J]. Ann Oncol, 2017, 28(suppl 5): v460–v496.
4. Diakos CI, Charles KA, McMillan DC, et al. Cancer-related inflammation and treatment effectiveness[J]. Lancet Oncol, 2014, 15: e493–e503.
5. Hellmann MD, Nabet BY, Rizvi H, et al. Circulating tumor DNA analysis to assess risk of progression after long-term response to PD-(L)1 blockade in NSCLC[J]. Clin Cancer Res, 2020, 26: 2849–2858.
6. Abbosh C, Birkbak NJ, Wilson GA, et al. Phylogenetic ctDNA analysis depicts early-stage lung cancer evolution[J]. Nature, 2017, 545: 446–451.
7. Hellmann MD, Paz-Ares L, Bernabe Caro R, et al. Nivolumab plus ipilimumab in advanced non-small cell lung cancer[J]. N Engl J Med, 2019, 381: 2020–2031.

8. Reck M, Ciuleanu T-E, Dols MC, et al. Nivolumab (NIVO) + ipilimumab (IPI) + 2 cycles of platinum-doublet chemotherapy (chemo) vs 4 cycles chemo as first-line (1L) treatment (tx) for stage IV/recurrent non-small cell lung cancer (NSCLC): CheckMate 9LA[J]. J Clin Oncol, 2020, 38(15_suppl): 9501.

9. Müller P, Kreuzaler M, Khan T, et al. Trastuzumab emtansine (T-DM1) renders HER2+ breast cancer highly susceptible to CTLA-4/PD-1 blockade[J]. Sci Transl Med, 2015, 7: 315ra188.

10. Iwata TN, Ishii C, Ishida S, et al. A HER2-targeting antibody-drug conjugate, trastuzumab deruxtecan (DS-8201a), enhances antitumor immunity in a mouse model[J]. Mol Cancer Ther, 2018, 17: 1494–1503.

11. Ackerman SE, Pearson CI, Gregorio JD, et al. Immune stimulating antibody conjugates elicit robust myeloid activation and durable antitumor immunity[J]. Nat Cancer, 2021, 2: 18–33.

12. Manegold C, Dingemans AC, Gray JE, et al. The potential of combined immunotherapy and antiangiogenesis for the synergistic treatment of advanced NSCLC[J]. J Thorac Oncol, 2017, 12: 194–207.

13. Taylor MH, Lee CH, Makker V, et al. Phase IB/II trial of lenvatinib plus pembrolizumab in patients with advanced renal cell carcinoma, endometrial cancer, and other selected advanced solid tumors[J]. J Clin Oncol, 2020, 38: 1154–1163.

14. Makker V, Rasco D, Vogelzang NJ, et al. Lenvatinib plus pembrolizumab in patients with advanced endometrial cancer: an interim analysis of a multicentre, open-label, single-arm, phase 2 trial[J]. Lancet Oncol, 2019, 20: 711–718.

15. Eggermont AM, Chiarion-Sileni V, Grob JJ, et al. Prolonged survival in stage III melanoma with ipilimumab adjuvant therapy[J]. N Engl J Med, 2016, 375: 1845–1855.

16. Weber J, Mandala M, Del Vecchio M, et al. Adjuvant nivolumab versus ipilimumab in resected stage III or IV melanoma[J]. N Engl J Med, 2017,

377: 1824 – 1835.

17. Hodi FS, O'Day SJ, McDermott DF, et al. Improved survival with ipilimumab in patients with metastatic melanoma[J]. N Engl J Med, 2010, 363: 711 – 723.

18. Waterhouse DM, Garon EB, Chandler J, et al. Continuous versus 1-year fixed-duration nivolumab in previously treated advanced nonsmall-cell lung cancer: CheckMate 153[J]. J Clin Oncol, 2020, 38: 3863 – 3873.

19. Denis M, Duruisseaux M, Brevet M, et al.How can immune checkpoint inhibitors cause hyperprogression in solid tumors?[J]. Front Immunol, 2020, 11: 492.

20. Champiat S, Dercle L, Ammari S, et al. Hyperprogressive disease is a new pattern of progression in cancer patients treated by anti-PD-1/PD-L1[J]. Clin Cancer Res, 2017, 23: 1920 – 1928.

21. Camelliti S, Le Noci V, Bianchi F, et al. Mechanisms of hyperprogressive disease after immune checkpoint inhibitor therapy: what we (don't) know[J]. J Exp Clin Cancer Res, 2020, 39: 236.

附录

部分已完成的免疫检查点抑制剂Ⅲ期临床试验

瘤种（临床试验名）	分期/其他特征	药物	缓解率（%）	OS（中位数，除非另做说明）
晚期黑色素瘤（CheckMate 067）[1-4]	一线	纳武利尤单抗（N）vs 伊匹木单抗（I）vs 联合用药	43.7（N）vs 19（I）vs 57.6（N+I）5年：45 vs 19 vs 58	37.6个月（N）vs 19.9个月（I）vs NR（N+I）5年：36.9个月 vs 19.9个月 vs >60个月
黑色素瘤[5]	一线	曲美木单抗，15 mg/kg vs CT	10.7 vs 9.8	12.6个月 vs 10.7个月（NS）
黑色素瘤（CA184-169）[6]	IO一线	伊匹木单抗，10 mg/kg vs 3 mg/kg	15（10）vs 12（3）	15.7（10）个月 vs 11.5（3）个月，P=0.04

续 表

瘤种（临床试验名）	分期/其他特征	药 物	缓解率（%）	OS（中位数，除非另做说明）
黑色素瘤（CheckMate 066）[7-9]	既往未经治疗，无 BRAF 突变	纳武利尤单抗，3 mg/kg+安慰剂 q2w vs 达卡巴嗪 1 000 mg/m²+安慰剂	42.9 3 年随访 vs 14.4	1 年生存率：72.9% vs 42.1%；2 年生存率：46.3% vs 26.7%；3 年随访：OS 37.5 个月 vs 11.2 个月
晚期 BRAF V600 突变黑色素瘤（IMspire150）[10]	一线	维莫非尼和考比替尼联合阿替利珠单抗或安慰剂：在第 1 周期，所有患者仅接受维莫非尼和考比替尼治疗	—	中位 PFS 15.1 个月 vs 10.6 个月，P=0.025
黑色素瘤，手术切除的 III 或 IV 期（CheckMate 238）[11]	辅助	纳武利尤单抗（N），3 mg/kg q2w 或伊匹木单抗（I），10 mg/kg q3w 治疗 4 剂后改为 q12w 用药	—	18 个月：RFS 66.4%（N）vs 52.7%（I）

续 表

瘤种（临床试验名）	分期/其他特征	药 物	缓解率（%）	OS（中位数，除非另做说明）
黑色素瘤（EORTC 18071）[12, 13]	辅助	伊匹木单抗 vs 安慰剂	—	5年生存率：65.4% vs 54.4% RFS：40.8% vs 30.3% 中位 OS：6.9年 7年 OS 绝对差异为8.7%
黑色素瘤（KEYNOTE-006）[14]	既往接受≤一线治疗的晚期黑色素瘤	1:1:1 帕博利珠单抗（P），10 mg/kg q2w vs q3w vs 伊匹木单抗（I），3 mg/kg 4剂	33.7（P q2w）vs 32.9（P q3w）vs 11.9（I）	NR（P组）vs 16个月（I） 2年生存率：55%（P q2w）vs 55%（P q3w）vs 43%（I）
黑色素瘤（CA184-024）[15, 16]	既往接受过治疗	伊匹木单抗，10 mg/kg+达卡巴嗪，850 mg/m² vs 安慰剂+达卡巴嗪	33.2 vs 30.2（NS）	11.2个月 vs 9.1个月，P<0.001 5年生存率：18.2% vs 8.8%

续表

瘤种（临床试验名）	分期/其他特征	药　　物	缓解率（%）	OS（中位数，除非另做说明）
黑色素瘤（CA184-002）[17]	既往接受过治疗 HLA-A*0201 阳性 3期或4期	3:1:1 伊匹木单抗，3 mg/kg+gp100 vs 伊匹木单抗，3 mg/kg vs gp100	5.7 vs 11 vs 1.5	10.1个月 vs 10.0个月 vs 6.4个月，P=0.003 12个月生存率：43.6% vs 45.6% vs 25.3% 24个月生存率：21.6% vs 23.5% vs 13.7%
黑色素瘤（CheckMate 037）[18]	伊匹木单抗治疗进展	纳武利尤单抗 vs CT	27 vs 10	16.0个月 vs 14.0个月（NS）
局晚期或转移性尿路上皮癌（DANUBE）[19]	一线	度伐利尤单抗，1 500 mg q4w单药治疗或+曲美木单抗，75 mg q4w vs CT（吉西他滨+顺铂或吉西他滨+卡铂）	—	(ITT) 15.1个月 vs 12.1个月（NS）
肌层浸润性尿路上皮癌（CheckMate 274）[20]	根治术后	纳武利尤单抗，240 mg q2w vs 安慰剂	—	中位 DFS 21.0个月 vs 10.9个月，P=0.000 6

续　表

瘤种（临床试验名）	分期/其他特征	药　　　物	缓解率（%）	OS（中位数，除非另做说明）
局晚期或转移性尿路上皮癌（JAVELIN Bladder 100）[21]	一线铂类化疗后维持	阿维鲁单抗 vs 最佳支持治疗	—	1年生存率：71.3% vs 58.4%
尿路上皮癌（KEYNOTE-045）[22]	铂类治疗失败后二线	帕博利珠单抗 vs CT	2年随访：21.1 vs 11.0	2年随访：10.1个月 vs 7.3个月，$P<0.001$
局晚期或转移性尿路上皮癌（IMvigor211）[23]	铂类治疗失败后二线	阿替利珠单抗 vs CT	23 vs 22（NS）	11.1个月 vs 10.6个月（NS）
肾细胞癌（CheckMate 214）[24]	一线	纳武利尤单抗，3 mg/kg 联合伊匹木单抗，1 mg/kg q3w（4剂），然后纳武利尤单抗，3 mg/kg q2w vs 舒尼替尼，50 mg 口服，每天1次，持续4周	中/高风险：42 vs 29，$P=00001$ 包括低风险：41 vs 34，$P=0.015$	中/高风险：NR vs 26.6个月，$P<0.0001$ 包括低风险：NR vs 37.9个月，$P=0.000\ 3$

续　表

瘤种（临床试验名）	分期/其他特征	药　　物	缓解率（%）	OS（中位数，除非另做说明）
晚期肾细胞癌（JAVELIN Renal101）[25]	一线	阿维鲁单抗，10 mg/kg q2w+阿昔替尼，5 mg 每天2次 vs 舒尼替尼，50 mg 每天1次，持续4周（6周周期）	—	PFS：13.3个月 vs 8.0个月 OS 数据尚不完整
晚期肾细胞癌（CLEAR）[26]	一线	仑伐替尼，20 mg 每天1次+帕博利珠单抗，200 mg q3w（L+P），仑伐替尼，18 mg 每天1次+依维莫司，5 mg 每天1次（L+E）或舒尼替尼 50 mg 每天1次（S）	71.0（L+P）vs 53.5（L+E）vs 36.1（S）	中位 OS 均未达到 死亡风险比：L+P vs S 0.66，$P=0.005$ 死亡风险比：L+E vs S 1.15（NS）
转移性肾细胞癌（IMmotion151）[27]	一线	阿替利珠单抗，1 200 mg，+贝伐珠单抗，15 mg/kg q3w vs 舒尼替尼，50 mg 每天1次，吃4周停2周	—	HR 0.93（NS）
转移性肾细胞癌（CheckMate 025）[28]	二线	纳武利尤单抗，3 mg/kg vs 依维莫司，10 mg 每天1次	25 vs 5，$P<0.001$	25.0个月 vs 19.6个月，$P \leq 0.014\,8$

续 表

瘤种（临床试验名）	分期/其他特征	药物	缓解率（%）	OS（中位数，除非另做说明）
转移性非鳞癌非小细胞肺癌（KEYNOTE-189）[29]	一线	培美曲塞联合铂类+200 mg帕博利珠单抗（P）或安慰剂（PI）q3w（4周期），后续使用帕博利珠单抗或安慰剂治疗最多35个周期（总计），并结合培美曲塞维持治疗	—	69.2%（P）vs 49.4%（PI），P<0.001
转移性鳞状非小细胞肺癌（KEYNOTE-407）[30]	一线	帕博利珠单抗，200 mg q3w+铂类为基础的化疗 vs 安慰剂+铂类为基础的化疗4周期，然后帕博利珠单抗 vs 安慰剂维持至多35周期	—	15.9个月 vs 11.3个月，P<0.001
转移性非小细胞肺癌（CheckMate 026）[31]	一线，PD-L1≥5%	纳武利尤单抗，3 mg/kg vs 铂类为基础的化疗	26 vs 33	14.4个月 vs 13.2个月（NS）
转移性非小细胞肺癌（CheckMate 9LA）[32]	一线	纳武利尤单抗，360 mg q3w+伊匹木单抗，1 mg q6w+CT×2周期 vs CT×4周期	—	14.1个月 vs 10.7月，P=0.000 65

续表

瘤种（临床试验名）	分期/其他特征	药物	缓解率（%）	OS（中位数，除非另做说明）
转移性非小细胞肺癌（KEYNOTE 024）[33]	一线 PD-L1 ≥ 50%	帕博利珠单抗，200 mg q3w vs CT	44.8 vs 27.8，P值未提供	6个月生存率：80.2% vs 72.4%，P<0.005 中位生存期：NR
转移性非小细胞肺癌（KEYNOTE-042）[34]	一线 PD-L1 ≥ 1%	帕博利珠单抗，200 mg q3w vs CT	—	16.7个月 vs 12.1个月，P=0.0018
转移性非小细胞肺癌（KEYNOTE-598）[35]	一线 PD-L1 ≥ 50%	帕博利珠单抗，200 mg q3w+伊匹木单抗，1 mg/kg q6w vs 帕博利珠单抗+安慰剂	—	21.4个月 vs 21.9个月，P=0.74
转移性非小细胞肺癌（CheckMate 227）[36]	一线	纳武利尤单抗（N）+伊匹木单抗（I），或CT	—	PD-L1≥1%: 17.1个月（N+I）vs 14.1个月（CT）; PD-L1<1%: 17.2个月 vs 12.2个月

续　表

瘤种（临床试验名）	分期/其他特征	药　　物	缓解率（%）	OS（中位数，除非另做说明）
转移性非鳞癌非小细胞肺癌（IMpower150）[37]	一线	阿替利珠单抗+贝伐珠单抗+卡铂+紫杉醇（ABCP）vs 贝伐珠单抗+卡铂联合紫杉醇（BCP）；A，1 200 mg；B，15 mg/kg；C，6 mg/mL（浓度-时间曲线下面积）；P，200 mg/m²	63.5（ABCP）vs 48.0（BCP）	19.2个月（ABCP）vs 14.7个月（BCP），$P=0.02$
转移性非鳞癌非小细胞肺癌（IMpower130）[38]	一线	阿替利珠单抗，1 200 mg q3w+CT vs CT	—	18.6个月 vs 13.9个月，$P=0.033$
转移性非小细胞肺癌（IMpower110）[39]	一线 PD-L1 ≥ 50%（肿瘤细胞）或 ≥ 10%（免疫细胞）	阿替利珠单抗，1 200 mg q3w vs CT	—	20.2个月 vs 13.1个月，$P=0.01$
转移性鳞状非小细胞肺癌（IMpower131）[40]	一线	阿替利珠单抗，1 200 mg q3w+CT vs CT	—	14.2个月 vs 13.5个月（NS）

续　表

瘤种（临床试验名）	分期/其他特征	药　物	缓解率（%）	OS（中位数，除非另做说明）
转移性非小细胞肺癌（MYSTIC）[41]	一线	度伐利尤单抗（D），20 mg/kg q4w vs 度伐利尤单抗，20 mg/kg q4w+曲美木单抗（T），1mg/kg q4w vs CT	—	≥25% 肿瘤细胞表达 PD-L1：16.3个月（D）vs 12.9个月（CT）（NS）11.9个月（D+T）
转移性鳞状非小细胞肺癌（CheckMate 017）[42, 43]	CT后二线	纳武利尤单抗，3 mg/kg vs 多西他赛，75 mg/m² q3w	20 vs 9，P=0.008	2年分析：9.2个月 vs 6.0个月，P<0.001 2年OS：23% vs 8%
转移性非鳞癌非小细胞肺癌（CheckMate 057）[43, 44]	CT后二线	纳武利尤单抗，3 mg/kg vs 多西他赛，75 mg/m² q3w	19 vs 12，P=0.02	2年分析：12.2 个月 vs 9.5个月，P=0.002 2年OS：29% vs 16%
转移性非小细胞肺癌，中国人群（CheckMate 078）[45]	CT后二线	纳武利尤单抗，3 mg/kg q2w 或多西他赛，75 mg/m² q3w	16.6 vs 4.2，P<0.000 1	12.0 个月 vs 9.6 个月
转移性非小细胞肺癌（KEYNOTE-010）[46]	CT后二线；PD-L1≥1%	帕博利珠单抗，2 mg/kg（P2）vs 10mg/kg（P10），q3w vs 多西他赛（D），75 mg/m² q3w	18（P2）vs 18（P10）vs 9（D）—PD-L1表达≥50%更高	10.4个月（P2）vs 12.7个月（P10）vs 8.5个月（D），P=0.000 8（P2 vs D），P<0.000 1（P10 vs D）

续 表

瘤种（临床试验名）	分期/其他特征	药物	缓解率（%）	OS（中位数，除非另做说明）
晚期或复发非小细胞肺癌（JAVELIN Lung 200）[47]	CT后二线	阿维鲁单抗，10 mg/kg q2w vs 多西他赛，75 mg/m² q3w	—	PD-L1阳性：11.4个月 vs 10.3 个月（NS）
转移性非小细胞肺癌（OAK）[48]	CT后二线/三线	阿替利珠单抗，1 200 mg vs 多西他赛 75 mg/m² q3w	—	13.8个月 vs 9.6个月，P=0.000 3
转移性非小细胞肺癌（ARCTIC）[49]	三线或更后线	A：度伐利尤单抗，10 mg/kg q2w vs CT B：度伐利尤单抗，20 mg/kg+曲美木单抗，1 mg/kg q4w 然后 34 周度伐利尤单抗，10 mg/kg q2w vs CT	—	A：11.7个月 vs6.8个月 B：11.5个月 vs8.7个月
Ⅲ期非小细胞肺癌（PACIFIC）[50]	同步放化疗后的巩固	度伐利尤单抗，10 q2w vs 安慰剂，12个月	—	2年生存率：66.3% vs 55.6%，P=0.005
广泛期小细胞肺癌（IMpower133）[51]	一线	诱导：CT+阿替利珠单抗，1 200 mg vs CT+安慰剂 维持：阿替利珠单抗 vs 安慰剂	—	12.3个月 vs 10.3个月，P=0.007

续　表

瘤种（临床试验名）	分期/其他特征	药　　物	缓解率（%）	OS（中位数，除非另做说明）
广泛期小细胞肺癌（CASPIAN）[52]	一线	CT+度伐利尤单抗（D），1 500 mg，加或不加曲美木单抗，75 mg，q3w 后续维持：度伐利尤单抗，1 500 mg q4w+CT vs CT	—	13.0个月（D+CT）vs 10.3个月（CT）
广泛期小细胞肺癌（KEYNOTE-604）[53]	一线	CT+帕博利珠单抗，200 mg vs CT+安慰剂 q3w 后续维持：帕博利珠单抗 vs 安慰剂	—	10.8个月 vs 9.7个月，P=0.016 4（未达到显著性阈值）
小细胞肺癌（CA184-156）[54]	一线，广泛期	CT+伊匹木单抗（I），10 mg/kg vs CT+安慰剂 q3w	62 vs 62	11.0个月（I）vs 10.9个月（安慰剂）（NS）
头颈部鳞癌（CheckMate 141）[55]	铂类化疗后二线（<6个月）	纳武利尤单抗 vs 系统性治疗（甲氨蝶呤、多西他赛或西妥昔单抗）2:1	13.3 vs 5.8	7.5个月 vs 5.1个月，P=0.01 改善了HRQoL

续 表

瘤种（临床试验名）	分期/其他特征	药　　物	缓解率（%）	OS（中位数，除非另做说明）
复发/转移头颈部鳞癌（EAGLE）[56]	二线	度伐利尤单抗（D），10 mg/kg q2w vs 度伐利尤单抗，20 mg/kg q4w+曲美木单抗（T），1 mg/kg q4w 序贯度伐利尤单抗，10 mg/kg q2w vs CT	17.9（D）vs 18.2（D+T）vs 17.3（CT）	HR（D vs CT）：0.88（NS）HR（DT vs CT）：1.04（NS）
早期三阴性乳腺癌（IMpassion031）[57]	一线	阿替利珠单抗+CT（白蛋白结合型紫杉醇后接多柔比星加环磷酰胺）vs 安慰剂+CT	58% vs 41%，单侧 P=0.004 4（显著性边界 0.018 4）	—
转移性三阴性乳腺癌（IMpassion130）[58]	一线	阿替利珠单抗+白蛋白结合型紫杉醇 vs 安慰剂+白蛋白结合型紫杉醇	—	PFS：7.2个月 vs 5.5个月，P=0.002

续　表

瘤种（临床试验名）	分期/其他特征	药　　物	缓解率（%）	OS（中位数，除非另做说明）
未治疗的局部复发无法手术或转移性三阴性乳腺癌（KEYNOTE-355）[59]	一线	帕博利珠单抗，200 mg q3w+CT（白蛋白结合型紫杉醇；紫杉醇；或吉西他滨加卡铂）vs 安慰剂+CT	—	PFS CPS≥10: 9.7个月 vs 5.6个月，单边 P=0.0012; 有显著差异 CPS≥1: 7.6个月 vs 5.6个月，单边 P=0.0014（NS）
II/III期三阴性乳腺癌（KEYNOTE-522）[60]	新辅助	帕博利珠单抗，200 mg q3w vs 安慰剂+卡铂+紫杉醇×4，序贯帕博利珠单抗 vs 安慰剂+多柔比星或表柔比星+环磷酰胺×4	—	病理CR: 64.8% vs 51.2%, P<0.001
局晚期三阴性乳腺癌（NeoTRIPaPDL1）[61]	新辅助	阿替利珠单抗 vs 安慰剂+卡铂/白蛋白结合型紫杉醇	—	病理CR: 43.5% vs 40.8%, P=0.066
晚期肝细胞癌（IMbrave150）[62]	一线	阿替利珠单抗+贝伐珠单抗 vs 索拉非尼	—	1年生存率: 67.2% vs 54.6%, HR 0.58, P<0.001

续 表

瘤种（临床试验名）	分期/其他特征	药 物	缓解率（%）	OS（中位数，除非另做说明）
晚期肝细胞癌（KEYNOTE-240）[63]	二线	帕博利珠单抗，200 mg，q3w vs 安慰剂	18.4 vs 4.4	13.9 个月 vs 10.6 个月（NS）
转移性 MSI-H-dMMR 结直肠癌（KEYNOTE-177）[64]	一线	帕博利珠单抗，200 mg q3w vs CT（5-FU 为基础 ± 贝伐珠单抗 or 西妥昔单抗）q2w	43.8 vs 33.1	中位 PFS 16.5 个月 vs 8.2 个月，P=0.000 2
不可切除的局晚期或转移性结直肠癌（IMblaze370）[65]	三线	阿替利珠单抗（A），840mg q2w+考比替尼（C），60mg 每天 1 次，21/28 天 vs 阿替利珠单抗，1 200 mg q3w vs 瑞戈非尼（R），160 mg 每天 1 次，21/28 天	—	8.87 个月（A+C）vs 7.10 个月（A）vs 8.51 月（R）（NS）
无症状或症状轻微去势抵抗性前列腺癌（CA184-095）[66]	一线	伊匹木单抗（I），10 mg/kg vs 安慰剂 2 : 1	—	28.7 个 月（I）vs 29.7 个月（安慰剂）（NS）

续表

瘤种（临床试验名）	分期/其他特征	药物	缓解率（%）	OS（中位数，除非另做说明）
去势抵抗性前列腺癌（CA184-043）[67]	≥1骨转移的CRPC患者接受8 Gy单次RT后行多西他赛治疗后	伊匹木单抗（I），10 mg/kg 或安慰剂 q3w	—	11.2个月（I）vs 10.0个月（安慰剂）（NS）
复发胶质母细胞瘤（CheckMate 143）[68]	标准RT以及替莫唑胺治疗后复发	纳武利尤单抗，3 mg/kg（N）vs贝伐珠单抗，10mg/kg（B）	7.8（N）vs 23.1（B）	12个月 OS 42%（N和B）
恶性胸膜间皮瘤 CheckMate 743[69]	一线	纳武利尤单抗，3 mg/kg q2w+伊匹木单抗，1mg/kg q6w vs培美曲塞，500 mg/m²+顺铂，75 mg/m²，或卡铂5 mg/mL/min q3w	—	18.1个月 vs 14.1个月，P=0.002

CPS. 联合阳性分数（PD-L1-染色细胞数除以活细胞总数，再乘以100）；CR. 完全缓解；CRC. 结直肠癌；CRPC. 去势抵抗性前列腺癌；CT. 化疗；DFS. 无病生存期；FU. 随访；5-FU. 5-氟尿嘧啶；HCC. 肝细胞癌；HRQoL. 健康相关生活质量；ITT. 意向性分析；NR. 未达到；NS. 无统计学意义；OD. 每天1次；RCC. 肾细胞癌；q2w. 每2周1次；q3w. 每3周1次；q4w. 每4周1次；q6w. 每6周1次；q12w. 每12周1次；RFS. 无复发生存期；RT. 放疗；SCC. 鳞状细胞癌。

参考文献

1. Wolchok JD, Chiarion-Sileni V, Gonzalez R, et al. Overall survival with combined nivolumab and ipilimumab in advanced melanoma[J]. N Engl J Med, 2017, 377: 1345–1356.

2. Larkin J, Chiarion-Sileni V, Gonzalez R, et al. Five-year survival with combined nivolumab and ipilimumab in advanced melanoma[J]. N Engl J Med, 2019, 381: 1535–1546.

3. Larkin J, Chiarion-Sileni V, Gonzalez R, et al. Combined nivolumab and ipilimumab or monotherapy in untreated melanoma[J]. N Engl J Med, 2015, 373: 23–34.

4. Hodi FS, Chiarion-Sileni V, Gonzalez R, et al. Nivolumab plus ipilimumab or nivolumab alone versus ipilimumab alone in advanced melanoma (CheckMate 067): 4-year outcomes of a multicentre, randomised, phase 3 trial[J]. Lancet Oncol, 2018, 19: 1480–1492.

5. Ribas A, Kefford R, Marshall MA, et al. Phase III randomized clinical trial comparing tremelimumab with standard-of-care chemotherapy in patients with advanced melanoma[J]. J Clin Oncol, 2013, 31: 616–622.

6. Ascierto PA, Del Vecchio M, Robert C, et al. Ipilimumab 10 mg/kg versus ipilimumab 3 mg/kg in patients with unresectable or metastatic melanoma: a randomised, double-blind, multicentre, phase 3 trial[J]. Lancet Oncol, 2017, 18: 611–622.

7. Chakravarthy U, Harding SP, Rogers CA, et al. Alternative treatments to inhibit VEGF in age-related choroidal neovascularisation: 2-year findings of the IVAN randomised controlled trial[J]. Lancet, 2013, 382: 1258–1267.

8. Robert C, Long GV, Brady B, et al. Nivolumab in previously untreated melanoma without BRAF mutation[J]. N Engl J Med, 2015, 372: 320–330.

9. Ascierto PA, Long GV, Robert C, et al. Survival outcomes in patients with previously untreated braf wild-type advanced melanoma treated

with nivolumab therapy: three-year follow-up of a randomized phase 3 trial[J]. JAMA Oncol, 2019, 5: 187–194.

10. Gutzmer R, Stroyakovskiy D, Gogas H, et al. Atezolizumab, vemurafenib, and cobimetinib as first-line treatment for unresectable advanced BRAFV600 mutation-positive melanoma (IMspire150): primary analysis of the randomised, double blind, placebo-controlled, phase 3 trial[J]. Lancet, 2020, 395: 1835–1844.

11. Weber J, Mandala M, Del Vecchio M, et al. Adjuvant nivolumab versus ipilimumab in resected stage III or IV melanoma[J]. N Engl J Med, 2017, 377: 1824–1835.

12. Eggermont AMM, ChiarionSileni V, Grob JJ, et al. Prolonged survival in stage III melanoma with ipilimumab adjuvant therapy[J]. N Engl J Med, 2016, 375: 1845–1855.

13. Eggermont AMM, ChiarionSileni V, Grob JJ, et al. Adjuvant ipilimumab versus placebo after complete resection of stage III melanoma: long-term follow-up results of the European Organisation for Research and Treatment of Cancer 18071 double-blind phase 3 randomised trial[J]. Eur J Cancer, 2019, 119: 1–10.

14. Schachter J, Ribas A, Long GV, et al. Pembrolizumab versus ipilimumab for advanced melanoma: final overall survival results of a multicentre, randomised, open-label phase 3 study (KEYNOTE-006)[J]. Lancet, 2017, 390: 1853–1862.

15. Robert C, Thomas L, Bondarenko I, et al. Ipilimumab plus dacarbazine for previously untreated metastatic melanoma[J]. N Engl J Med, 2011, 364: 2517–2526.

16. Maio M, Grob JJ, Aamdal S, et al. Five-year survival rates for treatmentnaive patients with advanced melanoma who received ipilimumab plus dacarbazine in a phase III trial[J]. J Clin Oncol, 2015, 33: 1191–1196.

17. Hodi FS, O'Day SJ, McDermott DF, et al. Improved survival with

ipilimumab in patients with metastatic melanoma[J]. N Engl J Med, 2010, 363: 711–723.

18. Larkin J, Minor D, D'Angelo S, et al. Overall survival in patients with advanced melanoma who received nivolumab versus investigator's choice chemotherapy in CheckMate 037: a randomized, controlled, open-label phase III trial[J]. J Clin Oncol, 2018, 36: 383–390.

19. Powles T, van der Heijden MS, Castellano D, et al. Durvalumab alone and durvalumab plus tremelimumab versus chemotherapy in previously untreated patients with unresectable, locally advanced or metastatic urothelial carcinoma (DANUBE): a randomised, open-label, multicentre, phase 3 trial[J]. Lancet Oncol, 2020, 21: 1574–1588.

20. Bajorin DF, Witjes JA, Gschwend J, et al. First results from the phase 3 CheckMate 274 trial of adjuvant nivolumab vs placebo in patients who underwent radical surgery for high-risk muscle-invasive urothelial carcinoma (MIUC)[J]. J Clin Oncol, 2021, 39(suppl 6): abstr 391.

21. Powles T, Park SH, Voog E, et al. Avelumab maintenance therapy for advanced or metastatic urothelial carcinoma[J]. N Engl J Med, 2020, 383: 1218–1230.

22. Bellmunt J, De Wit R, Vaughn DJ, et al. Pembrolizumab as second-line therapy for advanced urothelial carcinoma[J]. N Engl J Med, 2017, 376: 1015–1026.

23. Powles T, Durán I, van der Heijden MS, et al. Atezolizumab versus chemotherapy in patients with platinum-treated locally advanced or metastatic urothelial carcinoma (IMvigor211): a multicentre, open label, phase 3 randomised controlled trial[J]. Lancet, 2018, 391: 748–757.

24. Motzer RJ, Rini BI, McDermott DF, et al. Nivolumab plus ipilimumab versus sunitinib in first-line treatment for advanced renal cell carcinoma: extended follow-up of efficacy and safety results from a randomised, controlled, phase 3 trial[J]. Lancet Oncol, 2019, 20: 1370–1385.

25. Choueiri TK, Motzer RJ, Rini BI, et al. Updated efficacy results from

the JAVELIN Renal 101 trial: first-line avelumab plus axitinib versus sunitinib in patients with advanced renal cell carcinoma[J]. Ann Oncol, 2020, 31: 1030–1039.

26. Motzer R, Alekseev B, Rha SY. Lenvatinib plus pembrolizumab or everolimus for advanced renal cell carcinoma[J]. N Engl J Med, 2021, 384: 1289–1300.

27. Rini BI, Powles T, Atkins MB, et al. Atezolizumab plus bevacizumab versus sunitinib in patients with previously untreated metastatic renal cell carcinoma (IMmotion151): a multicentre, open-label, phase 3, randomised controlled trial[J]. Lancet, 2019, 393: 2404–2415.

28. Motzer RJ, Escudier B, McDermott DF, et al. Nivolumab versus everolimus in advanced renal-cell carcinoma[J]. N Engl J Med, 2015, 373: 1803–1813.

29. Gandhi L, Rodríguez-Abreu D, Gadgeel S, et al. Pembrolizumab plus chemotherapy in metastatic non-small-cell lung cancer[J]. N Engl J Med, 2018, 378: 2078–2092.

30. Paz-Ares L, Luft A, Vicente D, et al. Pembrolizumab plus chemotherapy for squamous non-small-cell lung cancer[J]. N Engl J Med, 2018, 379: 2040–2051.

31. Carbone DP, Reck M, Paz-Ares L, et al. First-line nivolumab in stage IV or recurrent non-smallcell lung cancer[J]. N Engl J Med, 2017, 376: 2415–2426.

32. Paz-Ares L, Ciuleanu TE, Cobo M, et al. First-line nivolumab plus ipilimumab combined with two cycles of chemotherapy in patients with non-small-cell lung cancer (CheckMate 9LA): an international, randomised, open-label, phase 3 trial[J]. Lancet Oncol, 2021, 22: 198–211.

33. Reck M, Rodriguez-Abreu D, Robinson AG, et al. Pembrolizumab versus chemotherapy for PD-L1-positive non-small-cell lung cancer[J]. N Engl J Med, 2016, 375: 1823–1833.

34. Mok TSK, Wu YL, Kudaba I, et al. Pembrolizumab versus chemotherapy for previously untreated, PD-L1-expressing, locally advanced or metastatic non-small-cell lung cancer (KEYNOTE-042): a randomised, open-label, controlled, phase 3 trial[J]. Lancet, 2019, 393: 1819–1830.

35. Boyer M, S, endur MAN, Rodríguez Abreu D, et al. Pembrolizumab plus ipilimumab or placebo for metastatic non-small-cell lung cancer with PD-L1 tumor proportion score 50%: randomized, double-blind phase III KEYNOTE-598 study[J]. J Clin Oncol, 2021, doi: 10.1200/JCO.20.03579.

36. Hellmann MD, Paz-Ares L, Bernabe Caro R, et al. Nivolumab plus ipilimumab in advanced non-small cell lung cancer[J]. N Engl J Med, 2019, 381: 2020–2031.

37. Socinski MA, Jotte RM, Cappuzzo F, et al. Atezolizumab for first-line treatment of metastatic nonsquamous NSCLC[J]. N Engl J Med, 2018, 378: 2288–2301.

38. West H, McCleod M, Hussein M, et al. Atezolizumab in combination with carboplatin plus nab-paclitaxel chemotherapy compared with chemotherapy alone as first-line treatment for metastatic non-squamous non-small-cell lung cancer (IMpower130): a multicentre, randomised, open-label, phase 3 trial[J]. Lancet Oncol, 2019, 20: 924–937.

39. Herbst RS, Giaccone G, de Marinis F, et al. Atezolizumab for first-line treatment of PD-L1-selected patients with NSCLC[J]. N Engl J Med, 2020, 383: 1328–1339.

40. Jotte R, Cappuzzo F, Vynnychenko I, et al. Atezolizumab in combination with carboplatin and nab-paclitaxel in advanced squamous NSCLC (IMpower131): results from a randomized Phase III trial[J]. J Thorac Oncol, 2020, 15: 1351–1360.

41. Rizvi NA, Cho BC, Reinmuth N, et al. Durvalumab with or without tremelimumab vs standard chemotherapy in first-line treatment of metastatic non-small cell lung cancer: the MYSTIC phase 3 randomized

clinical trial[J]. JAMA Oncol, 2020, 6: 661–674.

42. Brahmer J, Reckamp KL, Baas P, et al. Nivolumab versus docetaxel in advanced squamous-cell non-small cell lung cancer[J]. N Engl J Med, 2015, 373: 123–135.

43. Horn L, Spigel DR, Vokes EE, et al. Nivolumab versus docetaxel in previously treated patients with advanced non-small-cell lung cancer: two-year outcomes from two randomized, open-label, phase III trials (CheckMate 017 and CheckMate 057)[J]. J Clin Oncol, 2017, 35: 3924–3933.

44. Borghaei H, Paz-Ares L, Horn L, et al. Nivolumab versus docetaxel in advanced nonsquamous non-small-cell lung cancer[J]. N Engl J Med, 2015, 373: 1627–1639.

45. Wu YL, Lu S, Cheng Y, et al. Nivolumab versus docetaxel in a predominantly Chinese patient population with previously treated advanced NSCLC: CheckMate 078 randomized phase iii clinical trial[J]. J Thorac Oncol, 2019, 14: 867–875.

46. Herbst RS, Baas P, Kim DW, et al. Pembrolizumab versus docetaxel for previously treated, PD-L1-positive, advanced non-small-cell lung cancer (KEYNOTE-010): a randomised controlled trial[J]. Lancet, 2016, 387: 1540–1550.

47. Barlesi F, Vansteenkiste J, Spigel D, et al. Avelumab versus docetaxel in patients with platinum-treated advanced non-small-cell lung cancer (JAVELIN Lung 200): an open-label, randomised, phase 3 study[J]. Lancet Oncol , 2018, 19: 1468–1479.

48. Rittmeyer A, Barlesi F, Waterkamp D, et al. Atezolizumab versus docetaxel in patients with previously treated non-small-cell lung cancer (OAK): a phase 3, open-label, multicentre randomised controlled trial[J]. Lancet, 2017, 389: 255–265.

49. Planchard D, Reinmuth N, Orlov S, et al. ARCTIC: durvalumab with or without tremelimumab as third-line or later treatment of metastatic non-

small-cell lung cancer[J]. Ann Oncol, 2020, 31: 609–618.

50. Antonia SJ, Villegas A, Daniel D, et al. Overall survival with durvalumab after chemoradiotherapy in stage III NSCLC[J]. N Engl J Med, 2018, 379: 2342–2350.

51. Horn L, Mansfield AS, Szcze, sna A, et al. First-line atezolizumab plus chemotherapy in extensive-stage small-cell lung cancer[J]. N Engl J Med, 2018, 379: 2220–2229.

52. Paz-Ares L, Dvorkin M, Chen Y, et al. Durvalumab plus platinum–etoposide versus platinum–etoposide in first-line treatment of extensive-stage small-cell lung cancer (CASPIAN): a randomised, controlled, open-label, phase 3 trial[J]. Lancet, 2019, 394: 1929–1939.

53. Rudin CM, Awad MM, Navarro A, et al. Pembrolizumab or placebo plus etoposide and platinum as first-line therapy for extensive stage small-cell lung cancer: randomized, double-blind, phase III KEYNOTE-604 study[J]. J Clin Oncol, 2020, 38: 2369–2379.

54. Reck M, Luft A, Szczesna A, et al. Phase III randomized trial of ipilimumab plus etoposide and platinum versus placebo plus etoposide and platinum in extensive stage small-cell lung cancer[J]. J Clin Oncol, 2016, 34: 3740–3748.

55. Ferris RL, Blumenschein G, Fayette J, et al. Nivolumab for recurrent squamous-cell carcinoma of the head and neck[J]. N Engl J Med, 2016, 375: 1856–1867.

56. Ferris RL, Haddad R, Even C, et al. Durvalumab with or without tremelimumab in patients with recurrent or metastatic head and neck squamous cell carcinoma: EAGLE, a randomized, open-label phase III study[J]. Ann Oncol, 2020, 31: 942–950.

57. Mittendorf EA, Zhang H, Barrios CH, et al. Neoadjuvant atezolizumab in combination with sequential nab-paclitaxel and anthracycline-based chemotherapy versus placebo and chemotherapy in patients with early-stage triple-negative breast cancer (IMpassion031): a randomised,

double-blind, phase 3 trial[J]. Lancet, 2020, 396: 1090 – 1100.

58. Schmid P, Adams S, Rugo HS, et al. Atezolizumab and nab-paclitaxel in advanced triple-negative breast cancer[J]. N Engl J Med, 2018, 379: 2108 – 2121.

59. Cortes J, Cescon DW, Rugo HS, et al. Pembrolizumab plus chemotherapy versus placebo plus chemotherapy for previously untreated locally recurrent inoperable or metastatic triple negative breast cancer (KEYNOTE-355): a randomised, placebo-controlled, double-blind, phase 3 clinical trial[J]. Lancet, 2020, 396: 1817 – 1828.

60. Schmid P, Cortes J, Pusztai L, et al. Pembrolizumab for early triple negative breast cancer[J]. N Engl J Med, 2020, 382: 810 – 821.

61. Gianni L, Huang C-S, Egle D. Pathologic complete response (pCR) to neoadjuvant treatment with or without atezolizumab in triple negative, early high-risk and locally advanced breast cancer. NeoTRIPaPDL1 Michelangelo randomized study[J]. Cancer Res, 2020,80(4_suppl): abstr GS3-04.

62. Finn RS, Qin S, Ikeda M et al. Atezolizumab plus bevacizumab in unresectable hepatocellular carcinoma[J]. N Engl J Med, 2020, 382: 1894 – 1905.

63. Finn RS, Ryoo BY, Merle P et al. Pembrolizumab as second-line therapy in patients with advanced hepatocellular carcinoma in KEYNOTE-240: a randomized, double-blind, phase III trial[J]. J Clin Oncol, 2020, 38: 193 – 202.

64. André T, Shiu KK, Kim TW et al. Pembrolizumab in microsatellite instability-high advanced colorectal cancer[J]. N Engl J Med, 2020, 383: 2207 – 2218.

65. Eng C, Kim TW, Bendell J et al. Atezolizumab with or without cobimetinib versus regorafenib in previously treated metastatic colorectal cancer (IMblaze370): a multicentre, open-label, phase 3, randomised, controlled trial[J]. Lancet Oncol, 2019, 20: 849 – 861.

66. Beer TM, Kwon ED, Drake CG et al. Randomized, double-blind, phase III trial of ipilimumab versus placebo in asymptomatic or minimally symptomatic patients with metastatic chemotherapy-naive castration resistant prostate cancer[J]. J Clin Oncol, 2017, 35: 40–47.

67. Kwon ED, Drake CG, Scher HI, et al. Ipilimumab versus placebo after radiotherapy in patients with metastatic castration-resistant prostate cancer that had progressed after docetaxel chemotherapy (CA184–043): a multicentre, randomised, double-blind, phase 3 trial[J]. Lancet Oncol, 2014, 15: 700–712.

68. Reardon DA, Brandes AA, Omuro A et al. Effect of nivolumab vs bevacizumab in patients with recurrent glioblastoma: the CheckMate 143 phase 3 randomized clinical trial[J]. JAMA Oncol, 2020, 6: 1003–1010.

69. Baas P, Scherpereel A, Nowak AK, et al. First-line nivolumab plus ipilimumab in unresectable malignant pleural mesothelioma (CheckMate 743): a multicentre, randomised, open-label, phase 3 trial[J]. Lancet, 2021, 397: 375–386.

书　　名	简明肿瘤免疫学
	Jianming Zhongliu Mianyixue
著　　者	［澳］斯蒂芬·克拉克　　［美］鲍勃·T.李
主　　译	王红霞　任　贺
责任编辑	邬佳媚
装帧设计	袁　力
出版发行	上海世界图书出版公司
地　　址	上海市广中路 88 号 9–10 楼
邮　　编	200083
网　　址	http://www.wpcsh.com
经　　销	新华书店
印　　刷	杭州锦鸿数码印刷有限公司
开　　本	889mm × 1194mm　1/32
印　　张	4.5
字　　数	120 千字
印　　数	1–1000
版　　次	2024 年 7 月第 1 版　　2024 年 7 月第 1 次印刷
图　　字	09–2023–0988
书　　号	ISBN 978-7-5192-9786-2/R·736
定　　价	200.00 元